Vivre la grossesse et donner naissance, à l'ère de la biotechnologie

« Pratique Sage-Femme/Sciences-Maïeutique »

Collection dirigée par
Christine Morin, Claudine Schalck, Geneviève Castiaux, Rachel Ibinga Koula, Céline Lemay, Raymonde Gagnon, Yvonne Meyer, Atf Gherissi, Margaret Mead

La collection « Pratique Sage-Femme/Sciences-Maïeutique » est un espace de réflexion et de débats sur les connaissances, les savoirs et la pratique sage-femme dans le monde francophone. Cette initiative fait suite à l'ouverture, en 2019, de la recherche universitaire pour la Pratique sage-femme, sous le nom de Maïeutique, en France. Cet espace entend permettre aux sages-femmes de penser leurs savoirs et leurs pratiques en toute autonomie. La collection accueille les sages-femmes, les acteurs de la naissance, les femmes, les parents.

Déjà parus

Présence à l'international des sages-femmes de la francophonie. Communications des sages-femmes francophones au Congrès ICM 2021, 2022.
Iman Kanaan, *La formation des sages-femmes au Liban : le référentiel de compétences*, 2022.
Naissance physiologique. Ce que veulent les femmes pour elles-mêmes et avec le monde médical, Revue de l'APSF n°1, 2021.
Céline Lemay, *Émergence d'une pratique sage-femme au Québec : « être là »*, 2021.
Claudine Schalck, *Le deuil périnatal. Du postnatal à la grossesse d'après. Guide d'intervention pour les sages-femmes et les professionnels de santé*, 2020.
Claudine Schalck, *Un si beau métier. Les professionnels de la naissance au risque de la mort périnatale*, 2019.

Raymonde Gagnon

Vivre la grossesse et donner naissance, à l'ère de la biotechnologie

L'exemple du Québec

Préface de Gilles Bibeau

L'Harmattan

5-7, rue de l'Ecole-Polytechnique, 75005 Paris
http://www.editions-harmattan.fr
ISBN : 978-2-14-031268-7
EAN : 9782140312687

NAITRE SANS DÉRÉGLER LA NATURE

Le nouvel ordre amoureux et familial qui prévaut dans le Québec d'aujourd'hui est caractérisé par une série de phénomènes qui traduit la pause d'une société en voie de se redéfinir en matière de fécondité et de famille. Ce que nous appelons, en un sens large, l'amour et le sexuel semble être resté dans nos sociétés technologiques avancées un espace central de questionnement existentiel au sein duquel des femmes et des hommes se confrontent à leur propre humanité à travers les questions que posent la descendance, la filiation et la transmission. On ne se marie plus, il est vrai, pour faire des enfants, mais il n'est pas sûr que le lien entre amour et enfant ait entièrement disparu du projet des femmes et des hommes qui font, à défaut de s'unir pour la vie, un bout de chemin ensemble. Aujourd'hui, l'enfant n'est plus nécessairement le signe de la convergence de deux désirs, celui d'une femme et celui d'un homme qui veulent entrer, de concert, dans la parentalité en devenant mère et père. Ce nouvel ordre amoureux mérite certainement une réflexion plus approfondie que celle qui s'est faite jusqu'ici.

Il faut cependant être prudent et ne pas dire trop vite que l'enfant est sorti de l'horizon amoureux contemporain ou que l'enfant ne traduit plus le lien entre vie de couple et reproduction. On assiste, il est vrai, à un déclin de la natalité sans que l'on sache exactement pourquoi il en est ainsi : l'enfant n'est plus considéré comme essentiel à la vie du couple; les femmes ne voient pas l'enfant comme le seul moyen de réalisation de soi; le désir d'enfant a pu diminuer chez de nombreux hommes; le droit des femmes à ne pas être toutes mères s'est de plus en plus affirmé; les politiques sont mal ajustées à la situation des familles d'aujourd'hui. Il se peut que ces différentes raisons – et bien d'autres encore – interviennent pour expliquer l'hésitation des femmes et des hommes à « mettre des enfants au monde ». S'inscrivant dans une riche réflexion inspirée par l'anthropologie, ce livre de Raymonde Gagnon rappelle que la parentalité et la filiation continuent à se présenter dans les sociétés d'aujourd'hui comme des lieux privilégiés où se lit, et où se dit encore, notre « vérité » profonde en tant qu'être humain.

Pour l'autrice de ce livre qui s'est mise à l'écoute du vécu de vingt-cinq femmes ayant choisi d'avoir un enfant, le fait de donner la vie continue à compter parmi les « expériences les plus significatives de la vie d'une femme ». Elle signale que les raisons expliquant l'entrée tardive de nombreuses femmes québécoises dans la maternité – elles sont âgées, en moyenne, de plus de trente ans au moment de leur première maternité – ne sont pas très bien connues. Plus globalement, l'âge de plus en plus tardif de la naissance du premier enfant, chez un nombre croissant de femmes, semble traduire la difficulté des femmes à concilier maternité, conjugalité et travail. Les écarts d'âge chez des femmes de différentes classes sociales semblent indiquer que les femmes les plus scolarisées travaillent à assurer leur entrée dans la vie professionnelle avant d'avoir un enfant. Il se peut aussi que la chute de la nuptialité au profit des unions de fait et des remariages successifs ait contribué à créer des situations qui pourraient avoir un impact sur la décision d'avoir des enfants. Le taux élevé des avortements au Québec est sans doute relié, au moins en partie, au fait que les parents veulent s'assurer de la présence de bonnes conditions pour l'accueil de l'enfant à naitre.

La femme et l'homme se rencontrent désormais dans le partage d'une sexualité dont chacun reste le propriétaire, induisant du même coup une ambivalence face à, voire le refus de, l'enfant. Le nouveau régime de sexualité, de conjugalité et de filiation qui s'est libéré de nombreuses contraintes du passé s'organise de plus en plus au sein d'un système complexe au sein duquel se formule, autrement que dans un passé encore récent, la question de la construction de la maternité et de la paternité, et des figures parentales au sein de familles souvent recomposées. Les récits recueillis par l'autrice auprès de nombreuses femmes l'amènent à insister sur la « belle aventure » que le fait de donner la vie a représenté pour elles. « Enceintes d'un premier enfant, les femmes amorcent, écrit-elle, cette nouvelle aventure comme un voyage excitant, parfois inquiétant, mais qui recèle toujours une part d'inconnu ». Elle précise que toutes les mères rencontrées « ont souhaité pouvoir exercer un contrôle sur les évènements ».

Introduction

Porter un enfant et donner naissance font partie des expériences les plus significatives de la vie d'une femme. Par ailleurs, la grossesse et l'accouchement sont des processus biologiques universels qui s'inscrivent au sein d'une famille et d'une société. Ce qui les entoure se modifie en fonction de l'évolution de cette société et des cultures qui la traversent. Ainsi, au cours des années 80, on a assisté à des mouvements de revendication pour l'humanisation des naissances et la réappropriation des évènements entourant la grossesse et l'accouchement par les femmes. C'est d'ailleurs dans cette foulée que la pratique des sages-femmes a été reconnue légalement au Québec. Or, aujourd'hui avec la place importante accordée à la technologie dans la société, il est intéressant de se demander comment nous concevons la grossesse et l'accouchement.

Près de quarante ans plus tard, les rapports sanitaires nous informent que les taux d'interventions obstétricales ne cessent de croître, notamment celui de la césarienne.[1] La présence de nouvelles technologies et de nouveaux programmes d'examens de dépistage prénatal amène aussi les femmes à se poser des questions qui n'existaient pas auparavant.

Depuis les dernières décennies, la présence et l'usage accru de la technologie transforment les attentes des femmes et la manière dont elles vivent ces évènements.[2] Dans une perspective sociale et culturelle, l'expérience de la grossesse et de l'accouchement constitue un enjeu important dans l'évolution de la société et nous renseigne sur celle-ci. On peut donc se demander comment les femmes québécoises perçoivent ces transformations? Est-ce que la technologie est devenue la norme? Comment celle-ci influence-t-elle leur expérience? Quelles sont les valeurs des femmes d'aujourd'hui? Quelles sont leurs attentes, craintes et espoirs en lien avec la maternité? Et comment ces dimensions sont-elles façonnées tout au long de leur parcours de vie?

---

1 INESSS, 2012; OMS, 2016

2 Soliday, 2012

Pour explorer ces questionnements, cet ouvrage prend appui sur une recherche qualitative inductive et phénoménologique contextualisée, qui a été réalisée dans le cadre d'une thèse doctorale en sciences humaines appliquées.[3]

À travers des entretiens avec des femmes au Québec qui ont eu des grossesses, des accouchements et des suivis très différents les uns des autres, nous verrons comment elles ont vécu leur projet de maternité. Ces mères, qui en sont à leur première expérience de grossesse, ont passé à travers tout le processus, allant de la découverte de leur état jusqu'à l'accouchement, qui ne s'est pas toujours déroulé selon leur choix initial.

Nous verrons comment s'est effectuée la construction de leurs représentations quant à la grossesse et à l'accouchement dans le contexte des interactions dans lesquelles elles se déroulent. La planification de leur grossesse était au cœur de plusieurs propos, pourtant, le manque de contrôle a également été largement débattu.

Finalement, il est question de leur rapport avec la technologie et comment les différentes approches médicalisées ou plus naturelles ont été vécues par les femmes.

---

3 Gagnon, 2018

L'Homme est un être culturel par nature
parce qu'il est un être naturel par culture
Edgar Morin

Chapitre I
Des expériences inscrites dans un contexte social et culturel

L'accouchement est d'abord un processus physiologique permettant à la femme de donner naissance à un nouvel être humain. Toutefois, cette expérience s'est profondément transformée avec l'évolution de la science. Au début du XXe siècle, l'essor fulgurant de la science et de la technoscience marque l'avènement des sociétés industrialisées. Selon Michel Foucault[4], l'action rationnelle pénètre toutes les sphères de la vie privée et de l'existence corporelle. Ces changements transforment profondément les représentations autour de l'accouchement et de la naissance, alors que la médecine s'impose dans le domaine obstétrical qui, auparavant, constituait surtout une affaire de femmes.

Si l'avancée des connaissances et des techniques a permis et permet encore de sauver des vies, elle a aussi façonné et modifié fortement le vécu des femmes et des familles autour de la naissance. Au fil du temps, l'accouchement est devenu un acte médical.[5] La médicalisation de la naissance a par ailleurs eu pour effet de modifier l'accouchement en lui-même[6], de marginaliser les vécus féminins et la place accordée aux femmes dans ce processus.[7]

À l'ère de la biotechnologie[8], le nombre d'interventions obstétricales ne cesse de croître au Québec tout comme dans la

---

[4] Foucault, 1976, Histoire de la sexualité I : La volonté de savoir

[5] Leroy, 2002

[6] Jacques, 2007

[7] Rivard, 2010

[8] Dans le présent contexte, *« l'ère de la biotechnologie »* fait référence à notre période contemporaine où un large éventail de techniques et de procédés fondés sur le génie génétique est utilisé dans différents domaines, dont

plupart des pays occidentaux alors que des études et l'avis d'experts affirment que beaucoup d'interventions sont introduites sans preuve réelle de leur utilité ou de leur innocuité.[9] Le taux de césarienne continue d'augmenter, sans améliorer l'état de santé des mères et des nouveau-nés.[10] L'acte de mettre au monde devient de plus en plus polarisé et se définit par l'accouchement vaginal ou bien par la césarienne. Par ailleurs, les récentes recherches ont permis de démontrer que l'accouchement physiologique ou naturel présentait de nombreux avantages pour les femmes et les nouveau-nés.[11] Or, la volonté de s'extraire de l'approche médicalisée et de se réapproprier les évènements entourant la naissance avait largement été manifestée à travers les mouvements de femmes à la fin des années 70.

Pourtant, de manière contemporaine, les femmes sont de plus en plus nombreuses à vivre un accouchement médicalisé. Elles participent peut-être à cette augmentation sans le réaliser pleinement. La littérature sociologique et anthropologique montre la tendance dans le discours médical à présenter les femmes comme étant celles qui demandent la technologie et les interventions[12], alors qu'au contraire, d'autres études permettent de démontrer qu'elles acceptent des interventions, convaincues que c'est ce qui est le mieux pour leur bébé.[13]

Dans le monde industrialisé, le progrès en obstétrique est mesuré par l'augmentation de l'intensité des interventions, l'emploi des nouvelles technologies et le revirement d'un domaine non médical appartenant à la femme vers une vision de spécialiste.[14] Toutefois, les avancées technologiques transforment le rapport au corps, modifient

---

celui de la santé (Bibeau, 2004). L'ère de la biotechnologie, moment social historique, influence les manières de penser et transforme les faits de la vie (Ivry, 2015).

9 Rossignol *et al.*, 2012

10 Le taux était de 25,1% en 2016, ICIS, 2016

11 Buckley, 2015

12 Simonds, Rothman, & Norman, 2007

13 Murphy, 2011

14 Smeenk & ten Have, 2003

l'imaginaire de la grossesse et changent les rituels autour de l'accouchement et de la naissance.[15] Cherniak et Fisher[16] soutiennent que, bien que la science ait contribué à développer une compréhension de la physiologie et de la pathologie, elle aurait encore à démontrer la supériorité de la normalité ou de la santé en ce qui a trait à la grossesse et à l'accouchement. Alors que la justification des pratiques obstétricales se perpétue, bien que leurs bienfaits n'aient pas été démontrés, d'autres savoirs, en plus des sciences biomédicales, sont à mobiliser pour en arriver à une meilleure compréhension.[17]

Les mouvements sociaux et d'humanisation de la naissance

À la fin des années 60, le mouvement social de retour à la nature et la montée du féminisme ont amené une remise en question du rapport de l'humain à la technologie, de la médicalisation et des pratiques entourant la naissance. Des groupes ont revendiqué l'humanisation des naissances, l'autonomie des femmes et la réappropriation de la maternité, ainsi que les gestes et savoirs qui y sont rattachés. C'est dans ce contexte que s'est développé le *contemporary midwifery model of birth* nord-américain[18] qui a favorisé la résurgence de la pratique sage-femme au Québec.[19]

Cinquante ans plus tard, on observe que certaines pratiques de routine telles que le rasage vulvaire ou le lavement ont disparu, que des chambres de naissances existent dans les centres hospitaliers et que treize maisons de naissance ont été mises en place au Québec.[20] La majorité des femmes suivies par des sages-femmes accouchent naturellement, avec peu ou pas d'interventions, mais compte tenu du nombre restreint de sages-femmes, cela ne représente qu'environ 3 % des naissances de la province. Or, les interventions obstétricales (ex. :

---

15 Davis-Floyd, 2003; Detrez, 2002; Han, 2015

16 Cherniak et Fisher, 2008

17 Klein *et al.*, 2009; Wagner, 2001

18 Davis-Floyd, 2003

19 Desjardins, 1993

20 RSFQ, 2016. En 2022, il y en a seize.

déclenchement, péridurale) n'ont cessé de proliférer partout dans les centres hospitaliers québécois.

Bien que ces luttes demeurent asymétriques face au pouvoir biomédical dominant, on peut voir se profiler une tendance à allier « technologie » et « humain ». Les mouvements sociaux et « la turbulence », ou un certain désordre causé par des interférences sur l'ordre établi dans les manières de penser ou d'agir ont souvent pour effet de faire jaillir de nouvelles idées, de nouvelles connaissances.[21] Depuis quelques années, les mouvements écologiques alertent notre société sur l'urgence d'un questionnement concernant l'environnement et le devenir humain. Des auteurs tels le philosophe Daniel Jacques[22] et le scientifique Pierre Marsal[23] parlent de la nécessité de l'émergence d'un humanisme capable de composer avec nos nouveaux savoirs technologiques. Autour de la naissance, l'ère des biotechnologies nous offre de plus en plus d'outils puissants pour corriger les erreurs ou faiblesses de la nature, dans le but de réaliser une évolution plus parfaite.

Sommes-nous au carrefour de nouveaux questionnements en ce qui concerne la naissance et les pratiques qui l'entourent? Ce livre s'inscrit dans cette forme de turbulence et entend éclairer cette grande interrogation.

L'accouchement : nouveaux questionnements, nouveaux enjeux

Au cours des dernières années, un débat a émergé autour de la question de l'accouchement normal au point que divers groupes ont jugé bon d'en donner une définition qui varie selon les différents milieux.[24] L'anthropologie nous montre une grande variété de compréhension et de définitions de l'accouchement selon les cultures.[25] La définition culturelle dominante et l'expérience de

21 Morin, 1990
22 Jacques, 2004
23 Marsal, 2002
24 Young, 2009
25 Jordan, 1993

l'accouchement en Amérique du Nord sont largement reconnues pour être médicales et technologiques à la fois dans la philosophie et la pratique.

Pour les sociologues, parler d'accouchement « normal » implique un jugement de valeur.[26] Le terme « normal » peut aussi être interprété comme ce qui est communément expérimenté.[27] Il n'y a pas de consensus international sur la définition de « l'accouchement normal » et le concept peut signifier différentes choses. L'accouchement normal serait un accouchement sans intervention ni ingérence médicale ou technologique dans le processus physiologique qui ne peut émerger que suivant certaines approches de la grossesse et du début du travail.[28]

La Société des obstétriciens-gynécologues du Canada (SOGC) décrit différemment l'accouchement selon le niveau et le type d'appui fourni pendant la naissance du bébé. Elle décrit trois types d'accouchements : l'accouchement naturel (supervision par un professionnel, mais sans assistance médicale), l'accouchement normal (certaines interventions sont pratiquées) et l'accouchement assisté (avec interventions : forceps, ventouse, césarienne). On remarquera que cette définition présente l'accouchement comme un évènement qui peut être géré médicalement par des interventions, telles l'accélération du travail, la rupture artificielle des membranes, etc. Contrairement au Royaume-Uni, la déclaration canadienne inclut la péridurale dans l'accouchement normal. Cette distinction résulte peut-être d'une question de disponibilité de la péridurale ou du reflet de l'augmentation de la prévalence de la péridurale et de l'acceptation de cette méthode de gestion de la douleur en Amérique du Nord.[29] Mettre l'accent sur la normalité, en étant inclusif pour les interventions, peut aussi contribuer à justifier le contrôle médical sur l'accouchement.

---

[26] Ireland & van Teijlingen, 2013

[27] Tully & Ball, 2013

[28] White & Schouten, 2013

[29] Young, 2009

Bien que l'Association canadienne des sages-femmes (ACSF) ait participé conjointement à la définition de la SOGC, l'organisation a émis son propre énoncé de principe en 2010 sur *La Pratique sage-femme et l'accouchement normal*. L'ACSF se démarque en renforçant la confiance dans le processus normal de l'accouchement et l'importance des pratiques permettant de faciliter la progression du travail en évitant la médication et les interventions.

L'Ordre des sages-femmes du Québec (OSFQ) et le Regroupement Les sages-femmes du Québec (RSFQ) partagent une vision commune. Ainsi « La pratique des sages-femmes est basée sur le respect de la grossesse et de l'accouchement comme processus physiologiques normaux, porteurs d'une signification profonde dans la vie des femmes. [...] Leur pratique se base sur la prévention et inclut un usage judicieux de la technologie ».[30]

L'appellation « accouchement naturel » est utilisée de différentes manières dans la littérature, allant d'un accouchement à l'hôpital sans médication à un accouchement sans aucune intervention.[31] À cela s'ajoutent les appellations d'accouchement physiologique ou accouchement instinctif, pour nommer un accouchement dont le processus biologique n'est pas perturbé par des interventions de nature médicale ou environnementale.[32]

Des recherches montrent également que les femmes différencient l'accouchement naturel d'un accouchement avec péridurale.[33] Certaines femmes définiraient aussi la naissance naturelle en incluant l'accouchement vaginal (avec péridurale ou avec interventions), par opposition à la naissance par césarienne.[34] Dans notre étude, il est intéressant de voir comment, de leur point de vue, les Québécoises

---

30 Le RSFQ est l'association professionnelle des sages-femmes. La citation est extraite de *La philosophie* qui a été adoptée par le RSFQ en 1997, et entérinée par l'OSFQ en 2002.

31 Mansfield, 2008

32 *Ibid*

33 Davis-Floyd, 2003; Dillaway et Brubaker, 2006; Brubaker et Dillaway, 2008

34 Brubaker et Dillaway, 2008

définissent l'accouchement. Mais penchons-nous d'abord sur les études québécoises et canadiennes.

L'expérience de la grossesse

La grossesse est décrite comme étant une expérience marquante dans la vie d'une femme[35] puisqu'elle est caractérisée par un changement identitaire important du passage de l'état de fille à celui de mère.[36] Cette transition s'étale durant neuf mois et se complète durant la période postnatale.[37] Étape de croissance et de transformation, la grossesse correspond à une crise de maturation[38] et implique des changements multiples dans toutes les facettes de la vie[39], qui peuvent être vécus positivement ou négativement.[40]

Le rapport au corps. Complexe et intimement lié aux standards des sociétés. « Le corps est le lieu et le moyen de l'inscription de la culture sur la personne, mais également le résultat même de cette inscription. À chaque représentation et usage dominant du corps correspond un ensemble de comportements prescrits et interdits qui vise à façonner les corps ».[41]

Dans les sociétés occidentales, l'héritage cartésien a fortement teinté les représentations du corps. À partir de la Renaissance, la pensée rationnelle transforme radicalement les attitudes à son égard. « La définition moderne du corps implique que l'homme soit coupé du cosmos, coupé des autres, coupé de lui-même. »[42] Facteur d'individuation, il devient la cible d'interventions spécifiques. Le savoir du corps devient l'apanage de spécialistes qui déprécient les savoirs populaires au profit du savoir biomédical. Le « corps

---

35 Mercer, 1995; Pancer *et al.*, 2000
36 Laney *et al.*, 2015; Moore, 2013
37 Mercer, 1995
38 Bydlowski, 2004; Pancer *et al.*, 2000
39 Laney *et al.*, 2014
40 Taubman *et al.*, 2009
41 Fournier & Raveneau, 2008, p. 6
42 Le Breton, 2011, p. 47

machine » vu par Descartes ouvre la voie à l'instrumentalisation du corps, à sa réparation (pour échapper à la mort) et à son culte. La médecine s'est développée sur cette conception d'un corps morcelé, ce qui a déteint sur son approche et le vécu des femmes lors de la grossesse et de l'accouchement.[43] Quéniart, une sociologue québécoise[44], montre le morcellement du corps mis en évidence à travers l'approche médicale centrée sur l'examen physique et l'importance du ventre faisant l'objet de l'attention médicale et sociale. L'image de soi pour la femme enceinte s'inscrit aussi dans le regard que l'autre porte sur son corps.[45] Quéniart utilise les métaphores du « corps-contour », relative à la forme extérieure, et du « corps-contenu », en référence aux changements internes perçus, pour illustrer la place centrale et l'image de celui-ci dans l'expérience des femmes. Ainsi, certaines femmes peuvent se sentir comme un réceptacle face au regard de l'autre.[46] L'anthropologue Emily Martin reprend la métaphore du « corps machine » et utilise celle du « corps productif », dont l'utérus est vu en tant que machine servant à produire un bébé et à l'expulser dans un certain laps de temps, sous la surveillance du personnel médical.[47]

Le rapport de l'humain à son corps est tissé dans l'imaginaire et le symbolique.[48] Le fantasme de la libération du corps ne serait que « l'intériorisation de normes, de standards, la substitution d'impératifs et d'interdits. Ce n'est pas le corps qui est libéré, mais un imaginaire du corps qui se trouve remanié de façon tout aussi contraignante [...] puisqu'installé dans un souci permanent de soi ».[49] Dans les idéaux culturels nord-américains influencés par les avancées technologiques, le corps apparait contrôlable.[50] Des études ont d'ailleurs mis en

---

43 Davis-Floyd, 2003; Martin, 1987; Simonds *et al.*, 2007

44 Quéniart, 1987; 1988

45 Detrez, 2002; Le Breton, 2011; 2012

46 Quéniart, 1988

47 Martin, 1987

48 Detrez, 2002; Le Breton, 2011; 2012

49 Détrez, 2002, p. 205-206

50 Carter, 2010

évidence différentes pratiques de mise en contrôle du corps de la femme enceinte[51], entre autres par l'alimentation ou les exercices.[52] Ceci s'inscrit d'ailleurs dans la valorisation de la santé qui est l'une des valeurs centrales du XXe siècle.[53]

Au-delà du dualisme corps-esprit, la littérature permet aussi de comprendre le corps comme un tout, c'est-à-dire non dissocié de l'esprit.[54] Scheper-Hugues et Lock, dans leur proposition du corps conscient « *mindfull body* », poussent la réflexion au plan individuel et social, par trois niveaux d'analyse présentés dans leur typologie théorique des trois corps. Ils invoquent ainsi le corps individuel, entendu au sens phénoménologique de l'expérience vécue, le corps social, en référence à l'utilisation du corps comme symbole naturel pour penser à la nature, la société et la culture et enfin, le corps politique pour ce qui est de la réglementation, la surveillance et le contrôle des organes, tant individuel que collectif, dans la reproduction.[55] Perçu comme un tout, le corps permet un sentiment d'unité entre les besoins physiques et émotionnels.[56] Toutefois, il peut aussi être perçu comme séparé, à des moments charnières de l'expérience humaine, tel l'accouchement, lorsque les contractions sont perçues par certaines femmes comme traversant le corps.[57] Les perceptions du corps au moment de l'accouchement peuvent varier et les liens corps-esprit peuvent faciliter l'accouchement.[58] Pour sa part, l'anthropologue Mélissa Cheyney fait état d'une connaissance incorporée du corps « *embodied knowledge* » dans l'expérience de l'accouchement à domicile.[59] La société façonne la manière de se

---

51 Le Breton 2011; Lupton, 1999; 2011

52 Han, 2015; Nash, 2015

53 Rivard, 2010

54 Martin 1987; Quéniart, 1987; 1988; Scheper-Hugues & Lock, 1987

55 Scheper-Hugues et Lock, 1987

56 Davis-Floyd, 2003

57 Martin, 1987

58 Carter, 2010. Shanon Carter est sociologue.

59 Cheyney, 2011

représenter les évènements corporels, mais l'individu réinterprète sa propre image pour ensuite la projeter à son tour dans la société.[60]

L'expérience d'accouchement

Le travail et l'accouchement sont couramment décrits en termes de phases et d'étapes basées sur la compréhension de l'anatomie et de la physiologie, puis mesurés sur l'échelle du temps dans une vision cartésienne de l'accouchement.[61] Pour leur part, Larkin *et al.* en sont arrivées à la définition suivante : « l'expérience du travail et de l'accouchement est définie comme un évènement de vie individuel, incorporant des processus psychologiques subjectifs interdépendants, influencés par des contextes sociaux, environnementaux, organisationnels et politiques ».[62]

L'accouchement constitue une expérience unique et incarnée.[63] Toutefois, la douleur demeure un élément important dans l'expérience des femmes.

Le rapport à la douleur. Les technologies modernes ont eu comme promesse et attrait de délivrer de la fatalité de la douleur lors de l'accouchement. Bien que celle-ci fasse sentir sa présence à travers le corps, elle laisse aussi des traces sur l'esprit. Toutefois, la complexité du rapport à la douleur a de multiples causes qui se jouent à la fois dans l'inconscient et qui proviennent aussi des modèles culturels et des usages sociaux en vigueur.[64] Le Breton précise que : « La dose de douleur attendue et les manières conventionnelles d'y répondre se transmettent de génération en génération ou par groupe de pairs, elles sont relayées par le témoignage des infirmières, des sages-femmes ou des médecins ».[65]

---

60 Le Breton, 2012
61 Dixon *et al.,* 2014
62 Larkin *et al.* 2009, p. 49 [traduction libre]
63 Thompson, 2010
64 Le Breton, 2012
65 Le Breton, 2006, p. 108

Les peurs à l'égard de l'accouchement. Selon une étude menée par Hall *et al.*[66], 25 % des Canadiennes avaient une peur élevée et 54 % une peur modérée de l'accouchement. Comment cela s'explique-t-il alors que dans les sociétés occidentales, l'assistance médicale est réellement disponible?

Plusieurs auteurs avancent que les peurs des femmes semblent refléter l'augmentation du processus de médicalisation de la naissance.[67] L'approche biomédicale contribue à cultiver les peurs par la construction sociale de l'accouchement comme un évènement imprévisible et non contrôlable, où l'accent est mis sur le risque. La conscience accrue des risques qui semblent menacer le fœtus contribue à alimenter les peurs et les angoisses dans l'expérience des femmes.[68] Les peurs seraient aussi liées au sentiment d'impuissance en regard du travail et de l'accouchement.[69] Les peurs ont à la fois des composantes sociales, telles la peur de l'inconnu, les histoires d'horreur, la crainte pour le bien-être de l'enfant et des composantes personnelles comme la peur de la douleur ou d'une perte de contrôle.[70]

Dans la littérature, la grossesse et l'accouchement sont souvent conceptualisés comme étant une période durant laquelle les femmes vivent un manque de **contrôle** sur leur corps[71] ou souhaitent avoir du contrôle sur leur expérience.[72] Pour Larkin *et al.*[73], les professionnels ont un rôle indéniable à jouer sur le sentiment de contrôle lors de l'accouchement et cette dimension est importante à explorer.

L'environnement social et culturel. Donner naissance est un évènement social marquant un passage de la vie. « La naissance est un

---

66 Hall *et al.*, 2009
67 Johanson *et al.* 2002
68 Lupton, 1999
69 Lowe, 2000
70 Fisher *et al.*, 2006
71 Carter, 2010; Lupton, 1999
72 Fair & Morrison, 2012; Lupton, 1999; Maher, 2010
73 Larkin *et al.*, 2012

évènement consensuellement façonné et socialement modelé. En tant que telle, elle consiste en un ensemble de pratiques cohérentes et dépendantes les unes des autres, qui ont un sens de l'intérieur vers l'extérieur, mais pas nécessairement de l'extérieur vers l'intérieur ».[74]

On constate aujourd'hui que la « bonne » façon de naitre est en milieu hospitalier et sous la surveillance du personnel médical[75], mais qu'en est-il dans notre contexte où trois lieux de naissance sont maintenant envisageables?

Les pratiques. Pour leur part, De Vries et Lemmens affirment que pour expliquer les différentes pratiques obstétricales des pays développés, il faut nous tourner vers les valeurs culturelles qui les façonnent.[76] Dans cette optique, la sociologue Barbara Katz Rothman a montré l'importance de l'hôpital dans la construction sociale de l'accouchement :

« Le message le plus important que l'on puisse tirer de tout cela n'est peut-être pas la manière dont l'hôpital structure l'expérience de l'accouchement, mais simplement le fait qu'il le fait – qu'en dehors de l'hôpital, c'est la femme qui accouche qui définit ce qui se passe et ce que cela signifie, et qu'à l'hôpital, les définitions institutionnelles priment ».[77]

Les pratiques d'accouchement sont façonnées par des forces structurelles plus larges que simplement les préférences des femmes et prennent naissance dans leur environnement immédiat.[78] La situation économique et la disponibilité des options quant au lieu de naissance sont des facteurs importants. De plus, le choix du lieu de naissance et le nombre d'interventions subies sont en corrélation avec l'attitude des femmes envers la technologie. Ainsi, les femmes qui accouchent à la maison montrent une plus grande résistance à la technologie. Cela

---

[74] Jordan, 1993, p. xii [traduction libre]

[75] Charrier & Clavandier, 2013; Jacques, 2007; Rothman, 1977

[76] De Vries et Lemmens, 2006

[77] Rothman, 1977

[78] Miller et Shriver, 2012

découle d'une conscience de sa surutilisation et du blocage qu'elle induit sur les forces naturelles du processus de la naissance.[79]

L'organisation de la médecine dans le modèle néo-libéral génère la médicalisation qui est en grande partie une stratégie de marché. La médecine fondée sur les preuves (EMB) sert également les intérêts financiers et la recherche en santé publique, pour sa part, est devenue une arme puissante dans la quête du contrôle professionnel et financier de l'industrie médicale.[80]

Choix, pouvoir, décisions. Exercer un choix ne met pas à l'abri des jeux de pouvoir et de contrôle. Dans les faits, les femmes ont peu de pouvoir pour résister aux connaissances d'un médecin et de l'autorité. La capacité de choisir se trouve donc compromise dès le départ[81], car la pression ressentie ou subie pour « faire un bébé en santé » fait en sorte que le choix individuel n'est possible qu'à un certain degré. De plus, les choix se prennent souvent en fonction du paradigme dominant, parce que les possibilités offertes sont en adéquation avec ce que le système peut accepter.

Le pouvoir est diffus, naturalisé à travers des actions sociales, l'imaginaire culturel et les relations économiques, nous dit Foucault.[82] Il est donc omniprésent et imperceptible pour la plupart des acteurs sociaux, ce qui le rend efficace. Les rapports hiérarchiques entre « patientes » et professionnels sont difficiles à contrer, d'autant plus lorsque le professionnel se conforte dans son rôle d'expert et se place dans une position d'autorité absolue. Or, il ne faut pas oublier que le partage de l'information et de la prise de décision est essentiel à l'autonomie que la femme peut acquérir. « Le moment du véritable choix du type d'accouchement se fait au cours du travail d'accouchement et dans des interactions où la logique du médecin devient dominante, souvent au détriment de ce que la femme avait

79 Kornelsen, 2005

80 Perkins, 2004; De Vries, 2004

81 Cadorette, 2006

82 Foucault, 1980

désiré auparavant ».[83] La logique de la peur entre alors en jeu et la légitimité de l'expertise médicale devient prépondérante.

Le sentiment de satisfaction. L'environnement, la communication efficace avec les intervenants et la relation de confiance mutuelle influencent la manière dont la femme se sent.[84] Le degré de conscience durant le travail et l'accouchement, la détente, le contrôle et le soutien du partenaire contribuent à une expérience positive d'accouchement.[85] À l'inverse, les attentes non répondues et l'absence de participation aux décisions sont associées à une expérience plus négative.[86]

Regards sur les technologies et la naissance

Aujourd'hui, de nombreux bébés font leur entrée dans le monde par une césarienne. C'est une manière de venir au monde que beaucoup, dans le contexte actuel, considèrent comme « normale ».[87] Aussi, la norme culturelle établie au Québec à partir des années 50 est d'accoucher à l'hôpital avec un gynécologue-obstétricien, en utilisant les interventions médicales pour le soulagement de la douleur.[88] En plus de la non-reconnaissance historique des sages-femmes[89], l'un des plus grands facteurs qui a influencé les normes québécoises, comme dans la plupart des pays occidentaux, est l'introduction de la technologie dans le processus de l'accouchement.[90] Avec la pratique d'un plus grand nombre d'interventions médicales, les soins ont changé pour répondre aux exigences de la technologie.[91] Lorsque l'usage des technologies devient scientifiquement possible, les

83 Faya-Robles, 2012, p. 327
84 Parratt, 2002
85 Bryanton *et al.*, 2008
86 Hildingsson, 2015
87 Clausen, 2014
88 Rivard, 2014
89 La profession sage-femme a été légalisée seulement en 1999 au Québec.
90 Franklin, 2014
91 INESSS, 2012

personnes cherchent à les utiliser et la demande s'ajuste, en partie, selon leur disponibilité. Elles sont d'abord offertes en tant que choix ou encore suggérées de manière implicite. À partir du moment où des femmes en viennent à les demander, les médecins le suggèrent aux autres. Leur utilisation devient une norme de soins et le cycle se poursuit.[92]

La médicalisation de la naissance. La médicalisation s'est même propagée à la préconception, avec la conviction que les résultats défavorables peuvent être atténués grâce à la surveillance et au traitement médical avant la grossesse. Cette croyance justifie la surveillance médicale des conditions de vie de presque toutes les femmes en âge de procréer[93] et la technicisation des accouchements.[94] La médicalisation de la grossesse s'est développée en parallèle des technologies sophistiquées de dépistage et d'intervention ayant émergé avec l'augmentation d'une préoccupation sociétale du risque.[95] Bien qu'il y ait des effets positifs, l'application universelle de ces outils conduit à une vague croissante d'interventions et de complications dans ce qui serait autrement une grossesse et un accouchement sans problème particulier. De plus, cette attitude est génératrice de peurs. Ce sont des conséquences de ce que l'on pourrait appeler la médicalisation irréfléchie et extrême de l'accouchement moderne.[96]

Bien que l'approche humaniste de l'accouchement offre aux femmes de réelles alternatives, elle ne représente pas un rejet total, mais simplement une modification du modèle technocratique de l'accouchement. Les femmes qui recourent aux services d'obstétriciens qui adoptent cette approche continueront d'accoucher à l'hôpital et seront donc soumises aux mêmes forces culturelles que les femmes qui s'adressent à des obstétriciens plus conservateurs[97].

---

92 Franklin, 2014
93 Waggoner, 2013
94 Carricaburu, 2005
95 Cahill, 2001
96 Conrad & Waggoner, 2014
97 Davis-Floyd, 2003, p. 275 [traduction libre]

La logique du risque. La gestion des risques dans la vie quotidienne des femmes enceintes est devenue une caractéristique centrale de l'expérience de grossesse.[98] La grossesse et l'accouchement sont présentés comme quelque chose de dangereux, exigeant une surveillance médicale qui est devenue la norme.[99] Selon Lupton[100], le risque est un élément pivot dans les stratégies de normalisation. Les tests diagnostiques comparent les femmes à une norme, une déviation majeure étant considérée comme anormale. L'accent est mis sur le risque individualisé[101] en cohérence avec la médecine préventive qui elle, repose sur la responsabilité individuelle de sa santé par son choix de style de vie.

En plaçant l'enfant comme enjeu social, la femme enceinte est devenue moralement responsable du bien-être fœtal et de son autosurveillance.[102] Faisant preuve d'autodiscipline, elle devient engagée activement à conjurer les risques.[103]

La culture de peur et celle du risque sont des préoccupations générales de la société contemporaine et la logique du risque positionne l'intervention médicale comme l'option la plus sûre pour la naissance.[104] L'accent mis sur les risques liés à la grossesse et à l'accouchement fait lui-même partie d'un développement plus large de la subjectivité contemporaine : celui qui présente la vie et le soi comme un « projet de planification », exigeant un travail et une attention constants de la part de l'individu.[105]

Selon Petersen et Wilkinson[106], il y a quatre manières d'expliquer pourquoi le risque occupe une place centrale dans la vie quotidienne

---

98 Burton-Jeangros, 2011
99 Davis-Floyd 2003; Lazarus, 1994
100 Lupton, 1999
101 Burton-Jeangros, 2011; Williams *et al.,* 2005
102 Lee *et al.,* 2014; Lupton, 1999, 2011
103 Marshall & Woollett, 2000
104 Kringeland & Möller, 2006
105 Beck et Beck-Gernsheim, 1995; Beck-Gernsheim, 1996 dans Lupton, 1999, p. 67 [traduction libre]
106 Petersen & Wilkinson, 2008

des gens : 1) nous vivons dans un environnement dangereux en raison des risques entraînés par la science moderne et la technologie, comme démontré par Beck; 2) l'expérience de l'individualisation dans les sociétés modernes qui a érodé les liens traditionnels de solidarité et de communauté; 3) l'exagération de la menace des dangers par les médias de masse; 4) les stratégies gouvernementales de promotion de la responsabilité individuelle. Mettre l'accent sur le risque comme étant entièrement « indésirable », fait toujours appel à une certaine intervention. La gestion des risques fait partie intégrante de la médecine de surveillance. Comme le risque ne peut être perçu à travers l'expérience corporelle, l'individu devient dépendant de la médecine pour confirmer son statut de santé.[107]

La façon de penser le risque conduit : 1) à penser l'avenir d'une manière où les possibilités d'évènements fâcheux sont prises en compte plus que les probabilités; 2) à ce que l'anxiété soit dans l'air, ce qui amène une foule de précautions et de contraintes probablement inutiles; 3) à une dimension morale subsumée dans les discours, mais qui génère de puissants codes de conduite, d'une manière qui met l'accent sur l'individu et son mode de vie; 4) au maintien de l'ordre sur le comportement attendu en grossesse conditionné par « la bonne mère » versus l'enfant vulnérable.[108] Il devient difficile pour les femmes de ne pas être aspirées par les discours sur le risque, car la réponse de la société est que les femmes enceintes responsables devraient chercher une surveillance étroite et que l'assistance médicale est nécessaire pour donner naissance à un bébé en bonne santé.[109]

La médecine de surveillance est au cœur d'un paradoxe, car devant protéger l'humain de sa vulnérabilité, elle contribue néanmoins à créer le sentiment permanent de cette vulnérabilité.[110] La grossesse ne fait pas exception. Des femmes cherchant à éliminer l'incertitude résistent aux normes médicales, mais le renforcement social de ces normes et les attentes morales en ce qui concerne la maternité limitent les écarts

---

[107] Skolbekken, 2008

[108] Lee *et al.*, 2014

[109] Lupton, 1999

[110] Skolbekken, 2008

possibles.[111] De plus, il existe une tension entre l'intention de contrôle associé à la surveillance des risques et la permanence de l'incertitude autour des processus de la vie. Les limites de la pensée probabiliste confrontent les professionnels et les femmes.[112] Il est donc intéressant de voir à quel point la logique de risque s'inscrit dans l'expérience de grossesse et d'accouchement des femmes québécoises.

Les technologies actuelles en obstétrique et leur influence. La reproduction technologisée sous-tend l'invisibilité du travail procréatif des femmes et la conception spontanée est de plus en plus imaginée comme si elle avait lieu dans une boite de Pétri.[113] Le cadre de référence de la conception naturelle s'en trouve modifié. De nombreuses études suggèrent qu'une grossesse réussie est maintenant perçue comme quelque chose qui doit être atteint ou amélioré grâce à la technologie.[114]

Le dépistage prénatal fournit une bonne illustration des tensions existantes entre l'intention de contrôle, associée à la surveillance standardisée des risques, et la permanence de l'incertitude autour des processus de la vie. En réalité, les tests de dépistage permettent de quantifier le risque en termes de probabilité, mais ils n'éliminent pas la possibilité, même très faible, d'une issue défavorable.[115] Avec le temps, la logique du risque au cœur de la surveillance médicale de la grossesse est devenue plus ambitieuse, déplaçant l'attention du risque réel vers le risque potentiel. En outre, le niveau d'incertitude individuel pourrait être aussi pertinent sinon plus que le risque. Voulant accroître leur connaissance d'un avenir incertain et convaincus que le dépistage prénatal devrait prévenir tout problème potentiel, les futurs parents se sentent une responsabilité morale d'accomplir ce devoir de recherche d'informations.[116]

---

[111] Burton-Jeangros, 2011
[112] Burton-Jeangros *et al.,* 2013
[113] Ivry, 2015
[114] Franklin, 2013
[115] Burton-Jeangros *et al.*, 2013
[116] Buchbinder & Timmermans, 2011

Également, l'échographie est devenue une partie constitutive de l'expérience subjective[117], alors que « l'objectivité » du fœtus est fournie par la preuve visuelle sur l'écran.[118] L'échographie devenue une routine du suivi prénatal contribue à créer un climat idéologique dans lequel il n'est plus possible de faire de la grossesse un état correspondant à une expérience "normale" sans parler de risques ».[119]

L'analgésie péridurale est devenue une intervention technologique courante qui fait l'objet de controverse. Une revue critique de la littérature réalisée par Newham *et al.*, utilisant l'analyse de discours de Foucault et l'anthropologie médicale critique, met en évidence que la péridurale est présentée comme une intervention sécuritaire dans le discours biomédical malgré la présence de résultats, tels que l'augmentation des taux des césariennes et d'accouchements instrumentés. L'accent est mis sur les normes rationnelles de la science et de la sécurité, valorisant la technologie, perpétuant ou créant des pratiques malgré l'absence de preuves concluantes. Les liens de causalité sont difficiles à établir, car la péridurale n'est pas une intervention unique puisqu'elle apporte avec elle de nombreuses autres interventions : administration d'ocytocine, moniteur fœtal, etc.[120] Les anesthésistes considèrent plutôt que l'analgésie en travail fait partie du style de vie occidental moderne, ce qui implique que tout autre choix est irrationnel et archaïque.[121] Or, le seul résultat clairement confirmé est que la péridurale fournit l'analgésie la plus efficace, ce qui en fait le « gold standard ». Peu de recherches s'intéressent à son effet sur l'accouchement. La culture obstétricale fait en sorte de considérer réel ce qui est quantifié et ce qu'on ne peut quantifier apparait comme irréel, voire inexistant ou est laissé sous silence.[122]

---

117 Brauer, 2016

118 Nishizaka, 2011

119 Donovan, 2006, p. 397 [traduction libre]

120 Newnham *et al.*, 2016

121 *Ibid*

122 Newnham *et al.*, 2016

La quête de connaissances : être à l'écoute du vécu des femmes

Pour mieux comprendre notre démarche, il importe d'expliquer plus en profondeur la méthodologie utilisée, de nos questionnements et de notre posture de départ jusqu'aux entretiens réalisés et analysés selon l'approche que nous avons privilégiée.

Héritiers d'un passé où les femmes ont été dépossédées des évènements entourant leur grossesse et leur accouchement, où en sommes-nous aujourd'hui? Comment les femmes se représentent-elles et vivent-elles leur expérience de grossesse et d'accouchement dans un contexte où les technologies biomédicales occupent une place prédominante en obstétrique? Quelles sont leurs représentations de la grossesse et de l'accouchement et comment celles-ci se construisent-elles au fil du temps? Quels sont leurs espoirs, leurs craintes et leur vécu aux trois temps de leur expérience? Quels rapports entretiennent-elles avec la technologie et comment celle-ci influence-t-elle leur expérience?

Répondre à ces questions nous a engagée dans un projet de connaissances qui a donné lieu à une thèse. Celle-ci prête voix à vingt-cinq femmes ayant choisi un type de suivi et d'accouchement qui correspondait à ce qu'elles croyaient être le mieux pour elle et l'enfant à naitre. Suivies par un médecin (omnipraticien ou gynécologue) ou une sage-femme, elles ont donné naissance à leur enfant en milieu hospitalier, en maison de naissance ou à domicile. Rencontrées à trois étapes charnières[123] de leur cheminement, elles ont livré leurs propos en confrontant parfois rêves, attentes et réalité. Les données longitudinales ont permis de voir l'évolution de leurs représentations de même que l'adéquation entre le projet et l'expérience vécue ainsi que le sens qu'elles lui attribuent, et comment leur expérience transforme ou non ces représentations.

L'approche phénoménologique utilisée invitait à pénétrer leur monde de compréhension et de sens. Elle a permis de mieux

---

[123] Temps 1 : Entre 14 et 20 semaines de grossesse
Temps 2 : Entre 34 et 37 semaines de grossesse
Temps 3 : De 2 à 12 semaines après l'accouchement

comprendre leur vécu et les phénomènes qui entrent en jeu dans la construction de leurs représentations et de leurs attentes ainsi que dans les évènements qu'elles ont été amenées à vivre. De plus, la préoccupation interactionniste mise de l'avant dans cette recherche a favorisé une analyse tenant compte des contextes de vie et de soins ainsi que des influences sociales qui se sont exercées sur leur choix et sur les possibilités qu'elles avaient en situation réelle. Enfin, l'interdisciplinarité a nourri la réflexion et la compréhension des données en favorisant leur interprétation dans une perspective de conjonction des savoirs en faisant appel à des niveaux de logique différents.

Pour ce qui est de l'avenir, il ne s'agit pas de le prévoir,
mais de le rendre possible
Antoine de St-Exupéry

Chapitre II
Projet de maternité

Voyons maintenant comment s'est construit le projet de maternité de nos participantes au fil du temps et comment celui-ci est passé du rêve à la réalité.

Du projet à sa concrétisation

La plupart des femmes avaient planifié leur grossesse, sinon le fait de poursuivre une grossesse imprévue était mûrement réfléchi. Même si quelques femmes décident d'avoir un enfant autour de 25-26 ans, il n'est pas rare qu'elles attendent la trentaine pour s'engager dans la maternité. Près de la moitié des femmes disaient avoir attendu le bon moment avant d'entamer une grossesse. Par l'expression bon moment, on entend la fin des études, la vie professionnelle, les projets de voyage, la relation de couple, les aspects matériels et financiers. Bianca, comme d'autres femmes, pense important de faire les choses dans un certain ordre :

> *Ça faisait un an que dans notre tête on commençait à être prêts et que si ça arrivait ce serait correct. Ça fait cinq ans qu'on était en couple. Puis on venait d'acheter une maison donc... on dirait que c'était l'étape suivante.* [Bianca, nat, gyn][124]

Des préoccupations liées à l'infertilité s'inscrivent également en toile de fond de l'expérience de grossesse. Ainsi, des femmes étaient surprises de devenir enceintes dès le premier essai et d'autres étaient

[124] Les descripteurs retenus sont les suivants : l'âge, le profil sociodémographique (professionnelle ou service, c.-à-d. occupe un emploi dans le secteur des services ou en soutien dans un autre secteur), le choix d'approche pour l'accouchement aux temps 1 et 2 (naturelle; médicale; indécise), le professionnel choisi pour le suivi (sage-femme; omnipraticien; gynécologue-obstétricien).

désespérées après quelques tentatives infructueuses. Comme Annie, certaines femmes pensent qu'il n'est pas facile de devenir enceinte :

> *C'était la seule fois où on a vraiment essayé [...] On remettait toujours ça à l'année prochaine, on n'était jamais prêts, en fait. Mon chum*[125] *et moi on le savait que ça ferait partie de notre vie, mais on ne savait pas que ça pouvait être aussi rapide non plus. J'ai vu tellement d'expériences autour de moi où c'était des 2-3 ans, même dans mes amies très proches, puis inséminées et tout, qu'on dirait que ce n'était pas facile pour moi de faire un bébé. Donc c'est pour ça qu'on a été un peu sous le choc en fait, mais très heureux.* [Annie, nat, omni]

Devenir enceinte

Dès qu'elles se pensaient enceintes, les femmes effectuaient un test de grossesse, et ce, dès les premiers jours suivant l'absence de menstruations, voire le jour même ou avant : « *Je me sentais enceinte et je sentais des changements, même au niveau des mamelons et tout ça. Donc, finalement j'ai fait le test avant ma date de retard de règles et c'était positif. J'ai revalidé quelques jours plus tard et c'était positif.* » [Annie, nat, omni]. Plusieurs éprouvant un besoin de validation accru n'ont pas hésité à refaire le test, puis à consulter un médecin pour obtenir une confirmation.

Dès qu'elles essaient de devenir enceintes, certaines femmes font un test de grossesse avant des activités jugées à risque, comme la consommation d'alcool ou l'épilation au laser. La plupart font ce test seules, puis partagent rapidement la nouvelle à leur conjoint, parfois par *texto* ou à l'aide d'indices afin qu'il puisse le deviner :

> *Bien c'était bizarre, autant que j'étais contente..., ça m'a pris trois jours à me faire à l'idée [...] Mon copain était super joyeux. Il me disait, « tabarouette! t'as pas l'air d'être contente ». « Non, non, je suis contente. Je prends le temps de le digérer, de le voir-là, c'est rendu réel ». Puis y'avait le fait d'avoir peur des fausses couches. Donc, on dirait que je voulais rester neutre tant que je n'avais pas fait mon « trois mois ».* [Camille, nat, sf]

---

[125] mari, compagnon

Ce phénomène est différent de l'ambivalence. Il traduit davantage « un sentiment d'insécurité : on a peur de l'avenir et de ce qu'il implique en termes de responsabilité et surtout, on craint pour la vie de son "bébé" ».[126]

Les deux femmes dont la grossesse était non planifiée avaient une inquiétude importante en regard de la réaction de leur conjoint, mais dans les deux cas, ceux-ci ont accepté la grossesse rapidement. L'une d'elles souhaitait ardemment avoir des enfants, mais voyait aussi ses projets professionnels compromis, ce qui l'amenait à redéfinir ses priorités. Pour l'autre, il s'agissait de mesurer les conséquences d'accueillir cet enfant dans leur vie de couple :

> *On en a discuté quand même. Moi… bien… on s'est déjà fait avorter depuis qu'on était ensemble. Ça fait huit ans. Donc c'est sûr qu'on a discuté de tout ça. On est-tu prêt pour ça? On en veut-tu? […] Donc on a décidé… On est bien-là. Regarde : on est correct-là, ça va bien. Puis tout s'est un peu placé pour que j'le garde aussi, en même temps si on veut… ça s'plaçait. C'est sûr que là, nous autres on s'en allait faire du « hiking » en Asie. On est allé pareil, mais on a changé mes activités. Donc au début, disons les trois premiers mois, on a vraiment géré ça situation par situation.* [Chloé, nat, sf]

Les femmes, dont le projet de maternité s'inscrit en continuité dans leur milieu de vie d'origine, où elles ont choisi également de mener leur vie professionnelle, sont souvent accueillies avec plus d'enthousiasme, d'autant plus qu'elles peuvent bénéficier de la proximité du soutien familial.

La réaction initiale des femmes ayant souffert d'infertilité ou ayant déjà fait des fausses couches était généralement bonne. Emballées au début, leurs réactions ont rapidement fait place à des sentiments d'anxiété générés à la fois par le doute d'être réellement enceinte ou la crainte de perdre l'enfant. La moitié d'entre elles ont vécu un stress qu'elles qualifient d'important :

---

126 Quéniart, 1988, p. 21

C'était une grossesse attendue, donc le résultat était heureux. C'est sûr que ça reste dans le contexte où c'est après plusieurs années, ça reste anxiogène. C'est un résultat qu'on sait positif, mais qui est très tôt dans l'processus, qui arrive seulement après 2 semaines d'implantation. C'est sûr qu'y a toute l'anxiété qui entoure. Est-ce que ça va fonctionner cette fois-ci? Il y a eu d'autres échecs avant… Donc c'est sûr qu'on est content du positif, mais on reste prudent dans nos réactions. [Odile, nat, gyn]

L'annonce… et les premières démarches

L'annonce à la famille immédiate suit généralement le test de grossesse positif, mais il existe une certaine retenue à répandre la nouvelle plus largement par manque de certitude sur la suite de la grossesse. Cette réaction semblait bien étrange et typiquement québécoise pour Karina et Miranda, toutes deux immigrantes.

Les premières démarches consistent à faire une demande de retrait préventif[127], pour celles qui y sont admissibles, ce qui représente environ 40 % des femmes enceintes. Même si la très grande majorité appréciait des conditions sans danger pour la venue de leur enfant, la rapidité de changement de statut entre une vie professionnelle active et le fait de se retrouver à la maison ou celui de devoir s'adapter à un nouveau travail en situation de réaffectation, constituaient en soi un stress supplémentaire. De plus, plusieurs répondantes craignaient la réaction des patrons et se sentaient bousculées pour l'annoncer à leurs proches afin qu'ils puissent être les premiers prévenus. Même quelques femmes admissibles à ce retrait choisissaient de ne pas s'en prévaloir, par crainte de se retrouver confinées à la maison :

« *J'travaille à temps complet, ma santé mentale me dit qu'y faut que… je vais travailler jusqu'à ce que je ne sois plus capable parce que j'ai besoin d'être occupée.*

[127] Programme gouvernemental québécois permettant à une femme enceinte ou qui allaite, lorsqu'elle travaille dans des conditions dangereuses pour sa santé ou celle de l'enfant à venir, d'être retirée de son milieu de travail ou réaffectée à d'autres tâches et de recevoir une rémunération (CNESST, 2016).

Je ne peux pas être chez moi en congé préventif. J'pensais arrêter peut-être à huit mois. » [Laurence[128], nat, sf]

Trouver un médecin ou s'inscrire dans une maison de naissance est l'une des premières préoccupations de toutes les femmes rencontrées. Elles désirent obtenir un premier rendez-vous afin de confirmer leur état et entamer le suivi de leur grossesse. La plupart veulent s'assurer d'obtenir les rendez-vous pour les différents tests dont elles ont entendu parler, dont l'échographie, ce qui correspond au dépistage de la trisomie 21.

La plupart des femmes procédaient aussi à l'inscription de leur futur enfant dans un service de garde pour s'assurer d'une place et, comme le disait Pascale : « *C'est un peu surréaliste comme démarche la première semaine.* »

Choix de lieux et de professionnels

Les femmes ont le choix entre différents professionnels afin d'assurer leur suivi de grossesse et aussi un choix de lieux pour l'accouchement, du moins en théorie. En pratique, il en va souvent autrement, soit par méconnaissance des services offerts, soit parce que ceux-ci ne sont pas disponibles le moment venu. Près du tiers de nos participantes ont éprouvé des difficultés à cet égard.

La connaissance des services se fait surtout grâce à la famille, les amies et le médecin de famille, ou par Info-Santé.[129] Le point de départ de cette recherche est souvent le centre hospitalier (CH) et le suivi par un gynécologue-obstétricien, qui est le plus connu, référé et jugé sécuritaire.

Quelques femmes choisissent un omnipraticien pour le suivi. Certaines parce qu'elles connaissent bien leur médecin de famille et lui font confiance, même si elles savent qu'elles seront redirigées vers d'autres médecins pour l'accouchement ou parce qu'elles préfèrent leur approche à celle des gynécologues-obstétriciens.

---

[128] Laurence est travailleuse sociale en maison de transition pour ex-prisonniers.

[129] Service de consultation téléphonique provincial pour toute question liée à la santé.

Celles qui choisissent une sage-femme disent opter pour une approche non médicalisée et personnalisée où elles ont le temps d'établir un contact leur permettant de se sentir à l'aise d'accoucher. Pour Nadine, avoir une sage-femme revêt une importance particulière pour l'apport du rôle féminin qu'elle y voit. Pour d'autres femmes comme Mylène, Laurence, Camille et Héloïse, c'est l'attrait de la maison de naissance, vu comme un endroit chaleureux où elles pourraient accoucher à leur rythme qui fait la différence. De son côté, Chloé préférait accoucher à son domicile parce qu'elle s'y sent bien. Les propos de nos participantes montrent que les services et la pratique des sages-femmes demeurent encore méconnus.[130]

Le choix de l'intervenant et conséquemment de l'approche pour le suivi de grossesse et l'accouchement se fait donc dès le début de la grossesse, largement influencé par l'entourage, et il est déterminant pour la suite des évènements.

Approche privilégiée pour l'accouchement

En ce qui concerne l'approche, les femmes suivies par une sage-femme voulaient laisser le travail se faire de manière naturelle et composer elles-mêmes avec la douleur, même si cela est parfois confrontant : « *Ça peut être un p'tit peu plus angoissant, mais je ne peux pas dire qu'ça m'fait peur tant qu'ça.* » [Héloïse, nat, sf]. Pour des femmes comme Camille, c'est pouvoir établir un contact humain avec la sage-femme qu'elles recherchent et elles veulent se sentir à l'aise d'accoucher : « *sage-femme je trouve ça plus humain, je trouve ça une approche plus instinctive... Et moi je n'ai pas envie d'avoir une péridurale non plus. Donc ça m'enlève un poids... je n'ai pas envie de me faire presser d'accoucher.* » [Camille, nat, sf]

Au temps 1 des entretiens, le tiers des femmes (6/15) suivies par un gynécologue-obstétricien ou un omnipraticien souhaitaient vivre ou tenter un accouchement « naturel », trois voulaient une péridurale alors que cinq étaient en questionnement et une femme ne se sentait pas prête à y penser. Et au temps 2, celle-ci considérait avoir des

---

130 La profession sage-femme a été légalisée seulement en 1999, après une longue lutte contre l'establishment médical.

atouts pour accoucher sans médication, tout comme deux autres femmes indécises au départ. Les trois autres femmes indécises au temps 1, souhaitaient ensuite tenter un accouchement naturel tout en se disant ouvertes à changer d'idée en situation réelle : « *On va voir ça au fur et à mesure. Je vais essayer les techniques non pharmacologiques… avant, puis quand je ne serai pu capable, ben coudonc! On ira avec l'épidurale, puis ça va être ça* » [Yasmine, ind, gyn, à 36 sem.]

Toutes les femmes souhaitant une approche naturelle avaient maintenu cette idée. En fait, seulement deux femmes voulaient recourir à la péridurale d'emblée, par crainte de souffrir ou de garder un mauvais souvenir :

> *Surtout quand t'as des craintes, quand t'es… un peu anxieuse et tu ne sais pas comment ça va fonctionner, pour ton premier en plus. J'feele pour être dans des mains très sûres, très protectrices puis médicales… pas de Maison de naissance c'est sûr. Puis sinon, l'épidurale. Pour être franche, je ne me suis pas encore renseignée là-dessus. Mais ça l'air être la solution à tous problèmes (rires) […] sinon, par voie naturelle, je l'espère.* [Wendy, med, gyn]

Par ailleurs, les femmes qui avaient envie de vivre un accouchement naturel à l'hôpital réalisaient qu'elles devaient être bien préparées :

> *J'ai toujours eu en dedans de moi le goût d'accoucher naturellement […] J'trouve que si on est fait pour accoucher, on devrait réussir à accoucher naturellement […] quand j'ai vu l'infirmière, j'ai reparlé d'l'accouchement. Elle m'a dit en fait que si je ne voulais pas avoir de péridurale, j'serais mieux d'être bien préparée parce que ce n'est pas évident puis que 80 % des femmes prennent la péridurale. Tu dis, 20 %! Ils n'en restent pas beaucoup là pour moi […]. Elle m'a parlé de méthodes et je me suis inscrite pour avoir un cours, le Bonapace. Dans l'fond mettre toutes les chances de mon côté, que ça aille le mieux possible, t'sais arriver avec le plus d'outils, puis je ne me fais pas trop d'illusions. Dans le fond, je ne me mets pas d'objectif de ne pas prendre la péridurale, mais j'me laisse des chances de… peut-être que ça va aller bien là.* [Bianca, nat, gyn]

Les propos tenus par nos participantes laissent émerger des espoirs, des craintes, mais quels sont-ils et comment les habitent-ils aux trois temps de leur expérience?

Espoirs et craintes aux trois temps de l'expérience

La grossesse est un moment qui oblige à confronter sa vie actuelle et à anticiper sa vie future sur tous les plans, alors que l'accouchement demeure une nouvelle expérience à apprivoiser.

La grossesse. Elle amène des bouleversements et des adaptations sur tous les plans qui conduisent à la venue du bébé.

La "twilight zone ": Les débuts de la grossesse sont marqués par une période de flottement un peu irréel pour la plupart des femmes rencontrées. Ce sont près du tiers de nos répondantes qui disaient avoir vécu un choc en réalisant être enceinte, et ce, même pour celles dont la grossesse était planifiée. Certaines femmes utilisent l'expression « être dans le néant » pour rendre compte de leurs sentiments :

> *Ça travaillait là vraiment beaucoup. Et le moment où j'ai entendu le petit cœur, à 11 semaines et où je l'ai vu, à 12 semaines là ça s'est calmé. On dirait qu'aussi ça fait du bien d'avoir une image mentale, de pas juste être trop dans le néant… flou hormonal. […] Ce n'est pas juste fabulé un peu dans… au début, je disais dans la "twilight zone" tu sais comme dans une zone abstraite.* [Annie, nat, omni]

Des signes extérieurs s'avèrent importants pour les conforter sur leur ressenti. Ainsi, l'échographie devient, pour plusieurs, un incontournable.

Un corps différent, en transformation : Les nouvelles sensations les surprennent et elles se demandent si c'est normal : « *J'me rends compte que finalement ça gruge de l'énergie plus que j'aurais pu penser. C'est surprenant comment ça peut changer, puis la fatigue j'ne m'attendais pas à ça […] il y a eu des journées, je me disais "coudonc! Est-ce normal?"* » [Bianca, nat, gyn]

Le tiers des femmes rencontrées ne souhaitaient pas prendre trop de poids, sous l'emprise des standards de beauté et d'esthétisme avec un marché en pleine croissance qui renouvelle la mise en valeur de l'apparence.[131] Elles sont aussi aux prises avec les problématiques actuelles liées à l'alimentation. Ainsi, certaines participantes effectuaient des régimes au moment de devenir enceintes pour contrer l'embonpoint ou craignaient de souffrir à nouveau de boulimie. Dans notre enquête, on retrouve davantage ces femmes parmi celles ayant opté pour un suivi médical.

Par ailleurs, un autre tiers des femmes, principalement suivies par des sages-femmes cette fois, voient leur corps comme un allié. Nadine interprète d'ailleurs ses nausées comme un signe que « *les choses se passaient correctement* » et Camille de dire : « *Je sens tout, tout, trois fois plus que d'habitude. J'avais lu quelque part que c'était peut-être un système de défense du corps. Donc si l'aliment est avarié on a tendance à le sentir plus rapidement qu'en temps normal. Ça, je trouve ça intéressant.* » [Camille, nat, sf]

Plusieurs se trouvent belles enceintes. Elles sont émerveillées de voir poindre leurs nouvelles formes ou heureuses de regarder leur bedaine dans le miroir. Par ailleurs, les femmes réalisent tôt ou tard que leur corps réclame un rythme différent durant la grossesse : « *Mais t'es comme un peu… je dis « marmotte » là, mais… il y a comme quelque chose dans ton corps qui te fait ralentir aussi. Tout se vit au ralenti.* » [Miranda, nat, gyn/sf]

Les changements au quotidien : Le quotidien des femmes est lui aussi en transformation à travers le travail, les modifications des habitudes de vie et des activités sociales.

Préoccupées de faire ce qu'il y a de mieux pour leur bébé, elles cessent de prendre de l'alcool dès qu'elles croient être enceintes, améliorent leur alimentation ou s'assurent d'avoir une médication appropriée lorsqu'elles doivent y avoir recours.

L'activité physique apparait comme un sujet de préoccupation. Les limitations imposées par la grossesse pour certains sports ou l'entraînement étaient source de frustration chez le tiers des

---

131 Detrez, 2002; Le Breton, 2012

participantes. Ainsi, pour Gabrielle, ne plus faire d'équitation devenait un sacrifice important. Alors que pour Karina et Ariane, restreindre la course et le vélo voulait aussi dire modifier significativement leur vie et se sentir devenir à l'écart de leur réseau social bâti au fil des années à travers le sport, l'entraînement et les compétitions. Pour Daphnée et Héloïse, devoir modifier le tempo de leur entraînement signifiait régresser : « *Il y avait l'aquaforme prénatale, des trucs de mêmes, mais tu sais… ah non! Non, je ne veux pas descendre d'une grosse coche, mettons de niveau-là.* » [Héloïse, nat, sf]

Dans une société valorisant de plus en plus l'entraînement et le sport, le corps est « l'objet d'un souci constant ». Et si l'humain « nourrit avec son corps une relation toute maternelle de bienveillance attendrie »[132], il est paradoxal de constater qu'il devient difficile pour les femmes de s'ajuster aux besoins corporels suscités par la grossesse. L'idée mise de l'avant par la sociologue Christine Detrez[133], à l'effet que le corps n'est pas réellement libéré, mais que l'humain aurait plutôt intériorisé des normes ou des standards contraignants amenant un souci permanent de soi, semble bien intégré chez beaucoup de femmes. Répondre aux nouveaux idéaux de santé, basés en partie sur la forme physique, peut conduire à des dérives, surtout si l'identité est en jeu. En fait, si le corps est « l'objet d'un souci constant », c'est sans doute qu'il « s'agit de satisfaire à cette socialité *a minima* fondée sur la séduction, c'est-à-dire le regard des autres »[134] plutôt que de participer d'une réelle sollicitude envers soi.

Des émotions fluctuantes : Au début de la grossesse, des femmes (16/25) ont dit avoir vécu des bouleversements émotifs et des changements d'humeur qu'elles attribuaient généralement aux hormones.

Les changements vécus dans différentes sphères de la vie et les questionnements sur leur vie de future mère sont grandement susceptibles d'affecter leur état émotif. Pourtant, c'est un réflexe établi

---

132 Le Breton, 2012, p. 97

133 Détrez, 2002

134 Le Breton, 2012, p. 97

de longue date, dans la société québécoise, d'attribuer aux hormones la responsabilité des variations d'humeurs. Cela revient pour les femmes enceintes à accorder la priorité au biologique pour justifier ce qu'elles éprouvent sur le plan affectif.[135] Ce conditionnement social contribue certainement à ce que des femmes comme Élise questionnent la normalité de leurs sentiments ou émotions intenses et se croient en dépression. Par ailleurs, trois femmes disaient prendre ou avoir fait l'usage d'antidépresseurs au cours des derniers mois, ce qui représente tout de même 12 % des participantes. Ce pourcentage correspond toutefois aux données retrouvées dans la littérature.[136] De plus, on estime qu'environ 10 % des femmes souffrent de dépression prénatale et la prévalence des troubles anxieux, lors de la période périnatale, varierait entre 15 à 54 % selon les études.[137] Annie, pour sa part, a pleinement réalisé l'impact de son vécu émotionnel : « *J'ai trouvé ça spécial en fait les "up and down" [...] j'ai vu c'était quoi les hormones, et c'est pas magnifique... ça m'a vraiment... parce qu'il y a des moments où j'étais en crise d'angoisse. Ça m'est même arrivé à deux reprises de me réveiller la nuit et de (imitation de respiration haletante)* » [Annie, nat, omni]

Puis, lors de contractions à cinq mois de grossesse, l'obligeant à s'arrêter, elle en vient à dire :

> *Pour moi c'est un passage, beaucoup d'transitions, beaucoup d'changements, beaucoup de travail sur moi, parce que là c'était mon premier. Je l'vois comme un long passage entre qui j'étais et qui je suis maintenant, ou qui je serai dans quelques semaines. [...] J'ai l'impression qu'il y avait un nœud ou plusieurs là-dedans et même si j'trouve que c'est la plus belle chose au monde, mais c'est la chose la plus... déstabilisante en même temps.* [Annie, nat, omni]

---

135 Quéniart, 1988.

136 Les antidépresseurs font partie des médicaments les plus prescrits au Canada chez les femmes en âge de procréer et selon des données provenant de PharmaNet en Colombie-Britannique, 11 à 14 % des femmes âgées de 25 à 39 ans ont reçu au moins une ordonnance pour antidépresseur durant l'année 2003-2004 (Currie, 2010).

137 INSPQ, 2011

Si la plupart des femmes se sont adaptées, leurs sentiments varient toutefois entre se sentir épanouies, comme Héloïse et Jessica, ou se sentir contraintes comme Isa, Wendy ou Florence : « *J'ai hâte de retomber toute seule dans mon corps. Tu sais, je l'aime. J'aime ça la sentir, mais je ne me sens pas moi-même, je me sens envahie.* » [Florence, med, gyn]

Les inquiétudes : Si elles s'inquiètent de la normalité des sensations perçues, la crainte de le perdre leur fait tout aussi peur, surtout si elles ont eu des difficultés à concevoir ou déjà fait une fausse couche : « *Tu sais qu'il peut arriver n'importe quoi d'ici… comme le risque de fausse couche tout ça […] l'médecin a l'air content, donc on s'croise les doigts justement jusqu'à l'écho pour souhaiter que ce soit correct parce que justement on a comme passé la période de probation, on focus là-dessus tranquillement.* » [Élise, ind/nat, omni]

L'aspect financier et le désir de conserver son autonomie sont également des sujets de préoccupation. Les femmes se demandent parfois dans quoi elles se sont engagées : « *Puis ça va être comment? Comment j'vais prendre ça? Puis… je suis en train d'me mettre dans l'trouble-là.* » [Bianca, nat, gyn]

Se projeter dans le temps, se questionner sur le fait d'être ou non une bonne mère fait partie des réflexions des femmes enceintes. Les histoires véhiculées par l'entourage alimentent également les craintes liées à l'accouchement. Au moment du deuxième entretien (34-37 sem.), les femmes se projetaient dans les aspects concrets de l'après-naissance. L'allaitement, les soins au bébé et l'organisation postnatale avec le conjoint et la famille devenaient de nouvelles sources d'inquiétudes ou du moins, faisaient partie de leurs préoccupations.

Le soi comme professionnelle, femme et mère : La rupture avec leur quotidien professionnel, pour celles en retrait préventif, demandait un temps d'adaptation. Avec le congé de maternité, toutes les femmes quittent le marché du travail pour se consacrer pendant plusieurs mois à leur rôle de mère, ce qui vient aussi confronter leur identité. Être enceinte oblige aussi à repenser différents aspects de la vie professionnelle comme le type de travail qui semble compatible ou non avec la vie future.

La grossesse à un âge plus avancé vient bousculer des habitudes de vie ancrées depuis bon nombre d'années. À 40 ans, Odile devait orienter son style de vie différemment : « *Mon conjoint et moi, on s'implique beaucoup dans nos travails, donc là, la priorité n'était plus celle-là [...] ce n'est pas facile de dire non et de laisser sa place alors qu'il y a des choses qu'on aime faire.* » [Odile, nat, gyn]

À l'aube de devenir mères, plusieurs participantes expriment le souhait de demeurer avant tout une femme à part entière, tout comme Gabrielle qui se dit : « *Y a pas juste un modèle qui existe. Il y a des modèles que j'sens qui pourraient peut-être plus me ressembler. Quand j'disais j'vais être une mère aimante à ma façon, mon souhait c'est de ne pas d'être une mère qui s'oublie complètement pour rester moi heureuse. Et il me semble que si j'suis heureuse, l'bébé va être heureux.* » [Gabrielle, med/nat, gyn]

La crainte de la perte de liberté et de spontanéité était également présente dans les propos d'Annie, Florence, Gabrielle, Karina, Odile et Sarah. De plus, passer du statut de fille à celui de femme adulte puis à celui de mère, affectait tout particulièrement Florence et Annie. Elles souhaitaient pourtant la venue d'un enfant, mais étaient effrayées par cette éventualité : « *C'est toute la charge de responsabilités je pense que ça apporte aussi. Avant ça, je trouve qu'on peut encore dire, bon je suis un enfant à mes heures, mais à partir de ce moment-là, la vie d'adulte s'entame pour vrai.* » [Annie, nat, omni]

Si le vrai passage vers l'âge adulte s'effectue à cette étape de leur vie, il n'en demeure pas moins que ce phénomène est de plus en plus présent dans nos sociétés occidentales.[138] Les étapes menant vers le statut d'adulte tel l'emploi, l'acquisition d'un logement autonome, la vie de couple ou la création d'un nouveau noyau familial sont longues et elles se chevauchent. Devenir adulte réside dans une transformation personnelle, une mutation réflexive dont la naissance d'un enfant constitue souvent une étape déterminante. Toutefois, comme l'exprime Annie, différents états peuvent coexister. Sans être nécessairement contradictoires, ils favoriseraient plutôt une

[138] Bidart, 2005

dynamique de négociations et d'expérimentations inhérente au processus de socialisation.[139]

Plusieurs femmes, comme Héloïse, sont surprises de constater que dès le début de la grossesse, elles se sentent habitées par un sentiment de protection envers le bébé, comme si elles étaient déjà en train de devenir mères : « *Je n'ai jamais eu l'instinct maternel très développé [...] Tout d'un coup en sachant, qu'il y en a un bébé dans ton ventre, y a comme eu un p'tit... c'est ça, comme un instinct maternel ou quelque chose-là qui fait que tu veux l'protéger. C'est comme un sentiment vraiment intense que j'ai d'la misère à décrire.* » [Héloïse, nat, sf]

Un sentiment de responsabilité s'est imposé de manière impérieuse et évidente à près de la moitié des femmes rencontrées, dont Isa :

> *Je ne pensais pas DÉJÀ en apprenant que t'es enceinte que tu t'inquiètes déjà! [...] Je m'empêche de faire certaines choses parce que bien, les quelques risques, et tout ça. Je ne pensais pas à ça au début. Je me disais t'es enceinte, t'en profites, tu fais plein d'affaires. Et finalement, je me dis non. C'est aussi une responsabilité qui rentre en ligne de compte, même si t'es pas responsable encore du bébé physiquement bien tu l'es quand même parce que là, c'est toi qui porte l'enfant. Donc tout cet aspect-là a changé un peu ma vision de la grossesse.* [Isa, ind/nat, gyn]

Trente ans plus tôt, la sociologue québécoise Anne Quéniart[140] avait observé ce phénomène chez les femmes qu'elle avait rencontrées et l'interprétait comme l'intériorisation d'un nouveau rôle social par le glissement immédiat de la fonction biologique de procréation au rôle de maternage. Ce qui est nouveau, c'est que c'est souvent la première occasion où de plus en plus de femmes dans la trentaine se sentent responsables d'une autre personne. Comme le mentionnait Gabrielle : « *Mais c'est le quotidien puis la personne, t'sais d'avoir quelqu'un qui dépend de soi tout l'temps-là, c'est un peu... c'est ces changements-là qui m'font un peu peur.* » [Gabrielle, med/nat, gyn]

---

139 Dubet, 1994

140 Quéniart, 1987

Même si ce phénomène a pris de l'ampleur depuis l'avènement des familles nucléaires, il n'en demeure pas moins qu'il s'accroît avec un mode de vie davantage centré sur soi, où la maternité et la prise de responsabilités impliquant un engagement à long terme surviennent à un âge plus avancé dans notre société.[141]

Découvrir le bébé : Pour la majorité des femmes, l'échographie est le médium grâce auquel elles établissent un premier contact avec le fœtus.

Ce premier regard échographique devient un moment charnière chargé d'émotions qui permet d'entrevoir la relation qui s'installe peu à peu avec le fœtus durant la grossesse. Par la suite, autour de vingt semaines de grossesse, les premiers mouvements permettront de le sentir cette fois de l'intérieur, de manière charnelle. Les mouvements du bébé sont généralement perçus comme rassurants, bien qu'ils puissent aussi être perçus comme inquiétants ou dérangeants par leur absence inopinée ou par leur force : « *Bien ça commence, tu ne sais pas trop si c'est ça, puis finalement bien, c'est ça. Puis, plus ça va, pire c'est! (rires). Et là, jusqu'à ce que ça devienne presqu'incommodant. Là, depuis quelques semaines, il prend de la force hein! Puis, des fois, c'est… t'essaies de te concentrer puis là, il décide qu'il gigote et ça n'arrête pas.* » [Sarah, nat, sf]

La relation sera davantage investie dans la seconde moitié de la grossesse. La future mère cherchera alors à entrer en contact avec son bébé en lui parlant, en se caressant le ventre, en invitant son partenaire à mettre sa main pour qu'il perçoive lui aussi ses mouvements. Ce sera l'occasion pour le couple d'établir un moment privilégié, et souvent ludique, avec l'enfant :

> *Moi j'ai parlé au bébé pas mal tous les soirs. « Bon, on a fait ça aujourd'hui, il reste tant de temps pour toi. Je sais que tu travailles fort bébé. » Parler, l'encourager, qu'il sache qu'on est là. […] On a des shows de bedaine déformée. Des fois, il bouge, je fais comme « Aïe! C'est un alien là! » Bah, je ne pense pas là, mais… ça me fait vraiment spécial.* [Tania, nat, sf]

---

[141] Gaudet, 2001; Roberts, 2005

Faire son nid : Les préparatifs matériels constituent une étape cruciale dans l'attente d'un bébé. La recherche d'un logement plus approprié pour certaines, se procurer les vêtements et accessoires sont au cœur des préoccupations de toutes. Aménager une chambre pour lui en fait partie.

Créer cet espace contribue à matérialiser le projet d'enfant. Planifier, organiser, faire de la place dans sa vie constitue des étapes importantes que plusieurs femmes jugent nécessaire d'accomplir ou de mettre en route après avoir acquis la certitude de la venue de l'enfant, et ce, avant même de penser à l'accouchement. De plus, les dernières semaines seront également consacrées à terminer l'organisation matérielle, à faire « sa valise » et à se tenir prêts pour se rendre au lieu d'accouchement prévu, le moment venu.

Temps de cheminement, de réflexion – Trouver l'équilibre, la sérénité : La fatigue, le manque d'énergie et certains malaises ressentis amènent la plupart des femmes à prendre soin d'elles-mêmes. Vivre la grossesse s'inscrit dans un cheminement où la femme assimile au fil des mois cette nouvelle réalité et l'anticipation de sa vie future. Annie parle d'ailleurs de l'importance de se ramener à l'idée de faire ses étapes les unes après les autres. C'est ce qui fait aussi dire à Gabrielle : « *Au début je disais "C'est pas concret". Au fil des mois on s'adapte, on s'prépare, on a de plus en plus hâte de le voir... c'est vraiment un beau cheminement mental, une belle préparation.* » [Gabrielle, med/nat, gyn, à 35 sem.]

Envisager l'accouchement. En début de grossesse, l'accouchement apparait bien lointain, et certaines femmes se refusent même d'y penser. En fait, la crainte de la douleur est centrale, soit pour se préparer à y faire face, soit pour chercher à l'éviter. La durée possible du travail, la peur de déchirer[142], de ne pas avoir de contrôle sur son corps ou ses réactions font partie des craintes exprimées. Au temps 2, l'accouchement demeure difficile à envisager pour la moitié

142 Relatif à la possibilité d'une déchirure périnéale ou vaginale qui surviendrait lors de la sortie du bébé.

des femmes, tandis que l'autre moitié se sent maintenant capable de le vivre et projette adopter une attitude favorable afin de faciliter le travail. La plupart des femmes vivent un « point tournant » généralement provoqué par des évènements suscitant des émotions ou des questionnements. Elles commencent alors à se sentir directement interpellées. De nouvelles peurs émergent, comme l'éventualité d'avoir une césarienne ou des interventions médicales, notamment chez celles avec un suivi médical.

Croire son corps capable de mettre au monde, rester calme, prendre les contractions « une à la fois », visualiser positivement la naissance, « faire sa bulle » fait partie des espoirs entretenus ou des forces à mobiliser. Le désir de rencontrer l'enfant agit comme motivation et les femmes se plaisent à imaginer les premiers contacts « peau à peau », jugés profondément humains :

> *J'trouve que c'est vraiment un beau moment… si ça peut être bien vécu, corps à corps là comme ça, j'trouve ça magnifique. […] Si on était capable de l'laisser monter* [au sein] *aussi… Ça, j'trouverais ça mignon « au boutte »! Donc c'est un peu comme un fantasme de tout ça là, mais c'est comme ça que j'le vois.* [Annie, nat, omni]

Leurs propos sont davantage de l'ordre du fantasme, mais toutes ont mentionné avoir envie d'établir un contact peau à peau avec leur bébé dès la naissance. Elles en ont toutes entendu parler et voient cela comme un geste profondément humain, une belle manière d'accueillir leur enfant.

La hâte d'accoucher varie selon leur contexte, mais les plus inquiètes se tiennent prêtes dès 36 semaines de grossesse.

À proximité ou au moment de l'accouchement. Les espoirs et les craintes se sont manifestés différemment pour nos participantes et ont varié selon le type d'accouchement qu'elles ont vécu. Les plus inquiètes étaient celles qui ont eu une césarienne ou un accouchement médicalisé.

La plupart de celles (5/7) ayant eu une césarienne avaient de fortes inquiétudes les derniers jours ou au début du travail, en raison de la crainte d'un déclenchement, d'avoir des complications ou même une césarienne. Par ailleurs, Élise, la seule pour qui la césarienne était planifiée, car le bébé se présentait par le siège, craignait cette opération.

Cinq femmes sur six ayant accouché avec péridurale manifestaient des craintes. Florence et Wendy s'inquiétaient du moment et du déroulement de l'accouchement. Odile considérait que le suivi médical n'était pas assez serré. Héloïse et Valérie avaient peur d'être déclenchées en raison d'un dépassement de terme ou de pressions médicales.

Les femmes ayant accouché de manière « naturelle » avaient quelques inquiétudes, mais ne semblaient pas en avoir été perturbées. Par contre, celles à qui le gynécologue avait proposé un *stripping* à 38-39 semaines disaient en avoir été stressées.

Choix d'approche et type d'accouchement vécu

La Figure 1 suivante nous permet de suivre le cheminement de chacune des participantes quant au choix d'approche au cours de la grossesse et au type d'accouchement vécu.

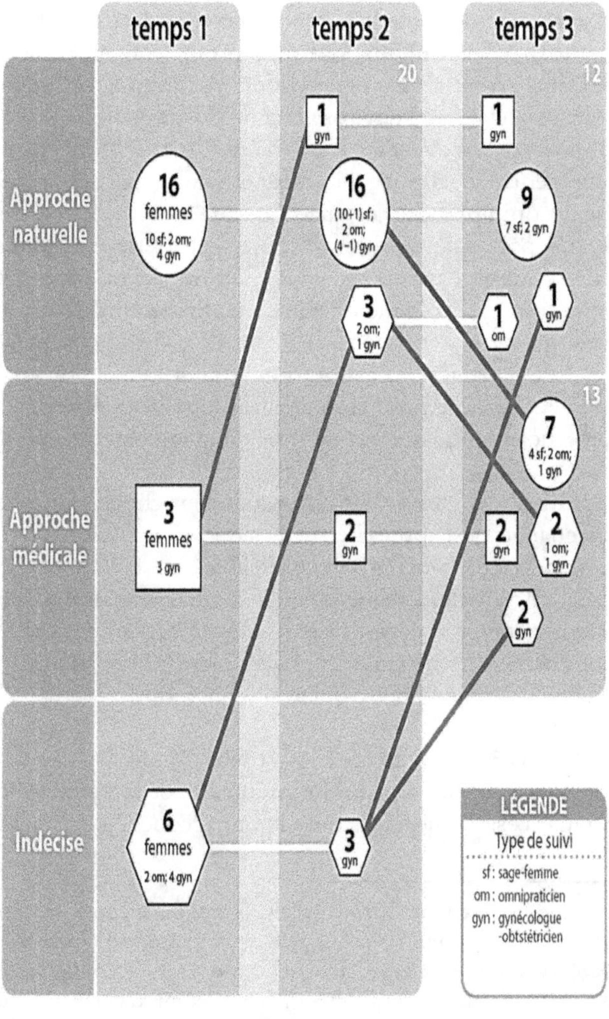

Figure 1. Évolution de l'approche d'accouchement privilégiée ou vécue.

Au temps 1. Seize femmes souhaitaient un accouchement naturel, trois un accouchement médical et six étaient indécises. Celles qui ont fait **le choix d'accoucher naturellement** étaient principalement parmi les plus scolarisées ou exerçaient un travail avec une approche corporelle ou relatif à l'environnement. La plupart de ces femmes (14/16) avaient reçu de leur mère une vision positive de l'accouchement. Dix d'entre elles étaient suivies par une sage-femme, deux par un omnipraticien et quatre par un gynécologue-obstétricien. Trois de nos participantes désiraient une **approche médicalisée** avec péridurale, comme l'avaient eu leur mère ou leurs amies, et étaient suivies par un gynécologue-obstétricien. Six autres femmes étaient **indécises** quant à l'approche. Parmi elles, deux étaient devenues enceintes de manière impromptue. Leur mère avait eu un accouchement difficile pour cinq d'entre elles. Deux étaient suivies par un omnipraticien et quatre par un gynécologue-obstétricien.

Au temps 2. Toutes avaient maintenu leur choix, sauf une femme qui avait changé de l'approche médicale à un accouchement naturel. Parmi les indécises, trois s'étaient décidées en faveur de l'approche naturelle, l'information reçue ayant été déterminante. Enfin, trois femmes demeuraient indécises. Deux d'entre elles avaient elles-mêmes vécu une naissance difficile et la troisième était traumatisée par l'accouchement d'une parente qui avait failli mourir.

Au temps 3. Finalement[143], treize femmes ont eu un accouchement avec une **approche médicale**. Sept femmes ont donné naissance par césarienne, alors que six ont accouché sous péridurale.

---

143 Césariennes : 1 femme suivie par un omnipraticien, 1 femme par un omnipraticien et un gynécologue-obstétricien, 3 femmes par des gynécologues-obstétriciens, 2 femmes par des sages-femmes.
Sous péridurale : 2 femmes suivies par des omnipraticiens, 3 femmes par des gynécologues-obstétriciens, 1 femme par une sage-femme.
« Naturel » : 1 femme suivie par un omnipraticien, 4 par des gynécologues-obstétriciens et 7 par des sages-femmes.

Parmi elles, six étaient avec un gynécologue-obstétricien, quatre une sage-femme et trois un omnipraticien. Les douze autres femmes ont accouché **de manière naturelle,** du moins sans anesthésie. Toutes les femmes qui ont accouché naturellement étaient parmi les plus scolarisées; celles qui étaient suivies par un omnipraticien ou un gynécologue-obstétricien occupaient principalement des postes de décision en administration, en coordination ou en organisation d'évènements. Elles avaient aussi fait différentes préparations à la naissance de type alternatif, comme le yoga prénatal.

Continuité/discontinuité avec le projet d'accouchement rêvé

La majorité des femmes qui ont vécu leur accouchement rêvé sont celles qui, au point de départ, souhaitaient clairement accoucher de manière naturelle ou sous péridurale.

Quatre femmes ayant accouché de manière naturelle ont vécu une discontinuité dans leur projet. Ainsi, pour Camille, l'incidence possible d'un problème de santé associé à l'accouchement l'a fait remettre en question son choix d'accoucher en maison de naissance pour finalement le réaffirmer. Jessica s'est vue contrainte de transférer à l'hôpital de manière préventive au moment de la poussée, mais a finalement accouché sans problème, alors que Sarah, ravie de son accouchement, a cependant dû être transférée pour rétention placentaire. Et, Yasmine, indécise, demande la péridurale au dernier moment, mais :

> *Je n'ai pas eu le temps de prendre l'épidurale, ça s'est fait de façon naturelle. C'est sûr que je visais ça sans me mettre de pression. J'essayais de rester calme. Dans mon idéal c'était ça que je voulais, mais je me disais si ça ne marche pas, ça va être l'épidurale puis c'est pas plus grave que ça. Quand j'étais rendue à la prendre, l'épidurale, ils ont dit « non, il est rendu trop tard et il ne te reste pas grand temps, donc pousse! » Le pire était fait de toute façon au moment où je me suis dit « je suis tannée, je la prendrais », après, ç'a été plus facile.* [Yasmine, ind, gyn, nat-i][144]

[144] À partir de ce verbatim, le descripteur du type d'accouchement vécu est ajouté (voir Annexe)

Finalement, ces quatre femmes ont toutes réussi à vivre leur accouchement comme elles l'espéraient. Par ailleurs, Miranda a changé de professionnel trois fois pour son suivi de grossesse, de lieu de naissance et au moment de l'accouchement, elle a demandé un transfert pour péridurale pour finalement accoucher de manière naturelle au centre hospitalier.

Parmi les femmes ayant accouché sous péridurale, seule Florence a vécu l'accouchement rêvé. Pour les autres, la discontinuité dans leur projet est attribuable à des interventions médicales tels un accouchement avec forceps pour Wendy, un déclenchement pour Valérie ou une douleur anticipée par Isa ou perçue comme trop forte par Héloïse et Odile (compliqué par ventouse et déchirure importante), ce qui les a toutes amenées à recourir à la péridurale.

Toutes les femmes ayant donné naissance par césarienne ont connu une rupture avec leur projet initial, car aucune ne souhaitait cette intervention, voire même la craignait.

Portraits types de trois femmes

Trois portraits types des femmes rencontrées ont pu être établis à partir des profils se dégageant de leurs choix respectifs de lieux et d'approches privilégiés pour l'accouchement.

Jessica. Âgée de 29 ans, elle est en couple depuis huit ans et vit en appartement à Québec. Après les études et des voyages, elle et son compagnon se considèrent maintenant rendus à réaliser leur projet de famille même si elle est encore postdoctorante. La barrière psychologique du « 30 ans » les y incite étant donné qu'ils souhaitent avoir quelques enfants. Ayant calculé son ovulation, elle fait un test de grossesse le soir même de l'absence de menstruations. Enceinte au premier essai, elle est très enthousiaste. Elle appelle tout de suite en maison de naissance pour y être suivie, sachant qu'il y a des listes d'attente et annonce la nouvelle à la famille. Elle fait cette démarche et l'inscription à la garderie tout en disant « *ne pas tant le réaliser parce qu'il ne se passe rien* ». Spontanément, elle se met à lire « *plein de trucs* », à regarder des *blogues*. Après beaucoup de discussions avec sa sœur et des amies qui ont accouché en centre hospitalier et des collègues ayant accouché avec des sages-femmes, il est devenu évident pour elle et son conjoint d'avoir un suivi avec une sage-femme : « *c'est comme si ça allait de soi que c'était ça… puis on n'est tellement pas stressés… c'est récent là ma grossesse, mais je n'ai pas d'anticipation de problèmes à l'accouchement* ».

Consciente de la douleur possible, elle essaie de ne pas l'appréhender, de laisser aller les choses tout en se préparant et en profitant de sa grossesse, une étape à la fois. Rassurée par l'attitude de son patron, elle compte travailler le plus longtemps possible afin de maximiser le temps avec son bébé. À la suite d'une discussion avec leur sage-femme, Jessica et Alexandre ont décidé de faire le test sanguin de dépistage de la trisomie 21 et l'échographie de 20 semaines. L'éventualité d'un handicap l'inquiète et Alexandre est aussi curieux de savoir le sexe. Assez en forme, Jessica continue d'être active, mais a cessé les sports plus violents et l'entraînement en salle. Pour elle, la grossesse n'est pas une maladie, même si elle ressent plus de fatigue. Elle voulait vivre cette expérience qu'elle considère comme un privilège pour les femmes. Sentir son bébé dans son corps l'émeut; elle dit l'aimer déjà. Elle considère que les femmes ont accouché de tout temps; elle va essayer de gérer la douleur par elle-même. Elle aime l'idée « *de se sentir libre* » en maison de naissance et « *d'avoir la possibilité d'être en contrôle* » et pense apporter de la musique, « *des trucs* » pour se sentir confortable. Son chum aussi a compris « *plein de choses* », entre autres que ça pouvait être long. C'est important pour eux de comprendre ce qui se passe.

Vers la fin de sa grossesse, elle a connu « *une frousse* » du fait que son ventre était « *pas mal trop petit selon les normes* ». Une échographie demandée par sa sage-femme les a rassurées sur la croissance : « *c'était un bébé normal* ». Finalement, l'accouchement est survenu une semaine plus tard que prévu. « *Ç'a été long* », près de 48 heures à partir du samedi matin. Le travail se faisait lentement. Le dimanche après-midi, elle a fait une marche dans un petit sentier boisé pour activer le travail et est entrée à la maison de naissance en soirée, dilatée à 4 cm. Quand elle avait une contraction, elle était dans « *sa bulle* », se concentrait sur ses respirations, variait ses positions, apprivoisait chacune des étapes. Comme les membranes ne rompaient pas spontanément, la sage-femme les a finalement rompues et là le travail s'est fait vraiment rapidement : « *On dirait que j'ai « skippé » des plateaux de douleur. J'ai passé de, je ne sais pas… quand ça y va par étapes, t'as le temps de t'habituer à la douleur. Mais là on dirait que ç'a passé d'un coup sec aux pires contractions que je ne pouvais pas imaginer.* » C'était très intense et elle a senti la poussée rapidement. Comme le liquide amniotique était verdâtre et que le cœur du bébé décélérait un peu, la sage-femme a proposé un transfert à l'hôpital par précaution. Sur le moment, Jessica s'est inquiétée, mais a vite « *refocusé* » sur ses poussées pour mettre au monde sa petite fille sans intervention :

> *C'est un privilège qu'on a comme femme d'accoucher puis d'être capable de le faire naturellement comme les femmes le font partout ailleurs dans le monde. Quand tu regardes dans l'fond… Comme nos grands-mères le faisaient… donc j'suis pas mal contente. Je ne peux pas m'empêcher d'être un peu fière-là, pour vrai, parce que premièrement, c'est moi qui ai mis au monde c'te petite affaire-là. Mais aussi parce que crime! J'étais en contrôle, puis ç'a bien été, tout l'long. Je n'ai pas paniqué. Puis j'y suis arrivée, avec mon chum, en équipe! C'est un travail d'équipe, quand même. Donc j'en retire vraiment juste du bien là.*

Isa. Elle et son conjoint sont en couple depuis onze ans et vivent à Québec. Âgée de 27 ans, elle souhaitait un enfant depuis longtemps, mais attendait que son conjoint soit prêt lui aussi. Heureuse d'être enceinte, elle a voulu faire valider sa grossesse en allant dans une clinique sans rendez-vous, après avoir fait un test de grossesse à la maison. Étant coiffeuse, elle voulait aussi se renseigner sur les implications pour son travail. Une collègue était suivie à [nom du CH], elle a essayé d'obtenir un suivi là-bas, mais comme il y avait un temps d'attente et qu'elle voulait avoir tous les examens de grossesse « *dans les bons temps* », elle s'est dirigée au « *plus rapide* » soit à l'autre CH. La première visite lui a permis d'avoir toutes les prescriptions, de répondre à ses inquiétudes et de recevoir des dépliants d'information. Originaires du Lac Saint-Jean, ils avaient déjà fait des tests génétiques.[145] De plus, elle participe à une recherche sur la clarté nucale avec le CH, ce qui lui a permis d'avoir une première

[145] Région où il y a eu beaucoup de consanguinité.

échographie avant 20 semaines et de faire cet examen sans frais : « *C'était bien paniquant les rendez-vous. Euh… bien en fait très nerveuse parce que justement j'avais peur. Je me disais s'il y a une fausse couche et tout ça, puis bon le stress. Sinon j'étais bien-bien heureuse. C'est drôle (éclats de rire) Ça passe d'un extrême à l'autre* ».

Pour l'accouchement, elle se disait au point de départ que la péridurale, ça devrait être une bonne chose, mais après une discussion avec ses cousines et d'autres nouvelles mamans, elle a entendu diverses expériences. L'une d'elles ayant vécu les deux, disait préférer l'accouchement « naturel » à celui sous péridurale parce que cela permettait de mieux pousser. Ça l'a fait réfléchir, tellement que ça la stressait de prendre une décision, d'autant plus qu'elle entendait aussi des histoires d'accouchement qui n'avaient pas bien été. Les cours prénataux l'ont aidée à se préparer et à « *démystifier beaucoup ça* » : « *Même si j'me prépare, bien on ne peut jamais être vraiment prêts, parce qu'on ne sait pas qu'est-ce qui va arriver rendu là. Mais je fais confiance quand même beaucoup aux médecins* ».

Isa dit avoir de la difficulté à imaginer la douleur et elle se demande si elle va être capable de la vivre. Elle envisage de prendre les contractions une à la fois comme on le lui a suggéré : « *C'est dur à dire quand tu n'as jamais eu ce genre de douleur là. En tout cas, j'essaie de l'apprivoiser tranquillement. J'ai pensé ne pas demander l'épidurale au début pour essayer de faire le travail le plus longtemps possible parce que moi je pense que je vais aimer bouger un peu* ». Le fait de s'être renseignée lui fait dire aussi qu'elle n'a pas envie de prendre le risque de vivre les facteurs associés à la péridurale. Elle veut se « *laisser le temps de voir comment ça va* » et elle ajoute :

> *J'aimerais le vivre naturellement et j'me dis que ça se fait. Moi ma mère ça a été naturel, mais aujourd'hui il y a comme 95 % des gens qui la prennent qu'ils nous ont dit. Donc, c'est assez gros là. Bien j'me dis, c'est naturel d'accoucher à moins qu'il y ait quelque chose qui ne se passe pas bien.*

Elle se propose aussi en regard des interventions : « *je vais demander plus d'explications, parce qu'on a quand même le droit de savoir ce qui se passe* ». Isa a aussi mis sur son frigo une feuille reçue aux cours prénataux pour se rappeler quoi faire à chaque étape. Le matin où le travail a commencé, c'était la grande surprise, car elle ne s'y attendait pas, étant deux semaines plus tôt que prévu. À la fin de la journée, Isa se rend à l'hôpital. Après un bain, les infirmières décident de l'admettre, le travail étant bien installé. Assise sur un ballon, elle prend les contractions une à la fois en respirant comme on le lui a enseigné. Le médecin lui offre aussi la péridurale, qu'elle refuse. Incommodée par le soluté qu'on lui a installé, elle est aussi inquiète d'accoucher trop vite, sans recevoir la deuxième dose d'antibiotiques prévue.[146] Vers 4h du matin, le médecin résident lui offre de rompre « les eaux » en l'avisant que les contractions seraient plus intenses, qu'elle en avait encore pour quelques heures et lui offre à nouveau la péridurale. Fatigués, elle et son conjoint décident de la prendre.

> *Bien j'étais tellement triste de le demander, ça m'a comme fait… de la peine. En même temps, j'ai comme paniqué un peu j'me disais : Aie! Comment ça peut être pire là?* [Isa avait aussi] *plein de craintes. J'avais peur de ne plus être capable de pousser. J'avais peur d'être trop engourdie puis de ne plus rien sentir, puis bon, toutes les complications aussi. Donc là on s'est dit : Bien non! Regarde on va faire confiance au personnel.* [Finalement, l'infirmière lui a montré comment pousser et] *c'était comme un petit marathon. Ils disaient : Elle s'en vient! Elle s'en vient! Tu sais, c'était drôle-là, le monde. On parlait puis lui (le médecin), là il… tu sais, il faisait ses farces. Mais finalement, c'est ça. Donc… ce que je peux dire, c'est que c'est vraiment irréel-là… comme intervention en tout cas. Oui, c'est pas mal ce qui résume l'expérience-là… finalement de l'accouchement. Même si j'suis contente d'avoir pris la péridurale, j'aurais aimé quand même… j'aurais aimé que ça se fasse, j'aurais aimé essayer naturellement, vraiment.*

Wendy. En couple depuis deux ans, elle a 28 ans et vit à la campagne dans la région MCQ. Venant de terminer un contrat, elle est en chômage et très heureuse de pouvoir profiter d'un

---

146 Un antibiotique est parfois proposé à titre préventif contre l'infection à streptocoque du groupe B susceptible d'affecter le bébé dans certains cas.

environnement calme et serein pour vivre sa grossesse. Devenue enceinte après cinq mois d'essai, elle pleurait de joie au test positif et l'a annoncé rapidement à tout son entourage. Elle a d'abord vu son médecin de famille qui l'a envoyée faire une échographie à [ville] avec un gynécologue qu'elle ne connait pas, mais elle a finalement décidé de se faire suivre par ce dernier. Wendy est contente de ne pas être la première dans son entourage à accoucher; elles sont là pour témoigner. Elle veut aussi suivre des cours prénataux. Elle fait tous les tests et examens prescrits : « *Moi j'aime mieux qu'il y en ait plus que pas assez! Ça me rassure* ». Pour la trisomie 21 : « *On m'a dit que c'était un passage obligé. Et, tant mieux, parce que moi personnellement, si j'apprenais à ce stade-ci que j'avais un bébé malade, moi et mon chum on s'est entendus, c'est sûr et certain qu'on ne le garde pas* ». En ce qui concerne l'accouchement, elle dit : « *Je ne sais pas à quoi ça va ressembler puis comment mon corps va réagir, puis quelle sorte de bruits il va produire, et qu'est-ce qui va en sortir! Donc ça… c'est rebutant* ».

La péridurale lui semble être « *la solution à tous les problèmes* ». Elle espère cependant ne pas avoir de césarienne : « *Ça ne me dérangerait pas que ça finisse en césarienne, parce qu'il faut que ce soit pour le bien de l'enfant, mais j'espère par voie naturelle. Ça ne laissera pas de marques! En tout cas, pas visible, au moins!* ». Elle trouve la grossesse moins féérique qu'elle l'imaginait. Elle considère qu'il y a plus de désagréments que d'agréments, avec tous les maux, même si elle apprécie sentir bouger son bébé. La visite du centre hospitalier lui a permis de savoir davantage à quoi s'attendre. Elle essaie de visualiser l'accouchement de manière positive en se disant : « *si je le vois de façon positive, bien peut-être que ce sera moins dramatique. Mais je m'attends à pleurer, énormément (rires) et pas de joie nécessairement, pleurer de douleur* ». Elle espère que ce sera « *expéditif* » : « *J'ai pas envie que ça s'éternise et de souffrir pendant des heures* ». Elle veut se laisser guider par les infirmières et le gynécologue sur place. Et finalement, l'accouchement naturel : « *elle n'en a rien à cirer* », elle veut tout ce qui pourra la soulager. Elle a aussi l'intention de parler à son bébé : « *je vais essayer de lui parler et à voix haute, peu importe de quoi j'ai l'air et qu'est-ce que je dis* ». Elle espère seulement accoucher avant ou après le mariage de son frère, évènement pour lequel elle souhaite fortement être présente, mais dans les faits, elle se tient prête dès 36 semaines et trouve le temps bien long. À deux jours de la date prévue, elle « *perd les eaux* » et se rend à l'hôpital. Excitée au début, elle « chille »[147], envoie des « textos », puis lorsque les contractions débutent :

Je sentais que là, c'était inconfortable, je trouvais ça « bien ordinaire ». Puis j'ai toléré au fond-là de 3 heures à 5 heures 30 du matin-là, j'ai pris sur moi, j'ai enduré les contractions, puis à 5 heures 30 j'ai demandé l'épidurale [...] un coup que l'épidurale a été administrée, ah! Joie! J'avais l'impression que le pire était passé! (rires) Puis finalement non, le pire, c'était de le sortir! Et c'était de pousser!

Dérangée par le nombre de personnes présentes dans ce moment « *si intime* », elle ferme les yeux pour parler à son bébé et :

J'essayais de parler aussi à... je ne sais pas qui se trouve en haut. Mais, j'essayais d'envoyer des prières pour que tout aille bien, qu'il soit en santé, mais que moi aussi parce que ça me faisait bien peur de garder des séquelles de l'épidurale ou de l'accouchement en tant que tel. [Finalement, le gynécologue utilise les forceps] *Je n'avais pas nécessairement pensé que ça pouvait arriver. Mais, je n'ai rien contre, dans le sens où je ne vois pas ça aurait été quoi l'autre option-là. J'veux dire, je poussais et ça ne marchait pas. Fallait que ça sorte. Mais c'est sûr quand on l'a vu sortir-là, ah! il avait des marques énormes au côté des oreilles. Je trouve que ça, il faisait pitié!*

Wendy éprouve aussi de la douleur au coccyx et au périnée due à une déchirure et doit avoir une sonde vésicale durant trois jours.

En rétrospective, elle confie :

Mais si j'avais la chance, de ne pas trop souffrir et de pas avoir d'épidurale, bien d'essayer de plus le vivre à ma manière... Je me suis laissée guider par tous les spécialistes qui étaient là. Mais un deuxième accouchement, mettons que si je n'étais pas trop souffrante, j'aimerais ça tester des choses. Faire du ballon... me lever, marcher, m'asseoir... là, j'étais couchée point!

---

147 Expression populaire qui signifie s'amuser.

Pour résumer les propos de ces jeunes femmes, le témoignage de Jessica illustre l'expérience des femmes qui souhaitent laisser l'accouchement se dérouler naturellement sans recourir à la médication. Conscientes de la douleur et du fait de ne pouvoir avoir une idée réelle de l'accouchement puisqu'elles ne l'ont jamais vécu, elles se sentent toutefois capables de le vivre. Elles retirent un sentiment de satisfaction de leur expérience ou à tout le moins celui d'avoir pu tout essayer. D'autres femmes, comme Isa, pensent que l'accouchement devrait pouvoir se faire de manière naturelle, mais éprouvent beaucoup de peurs et d'incertitudes. Elles se préparent de leur mieux et font confiance aux intervenants pour les aider le moment venu. L'écart entre leurs désirs et les évènements vécus les laissent souvent avec un sentiment de déception.

Enfin, les propos de Wendy permettent de dévoiler les craintes entretenues par rapport au corps et à la peur de souffrir. L'accouchement est un mauvais moment à passer pour elles. La péridurale leur apparait comme la solution, mais la peur continue pourtant de les tenailler. Elles sont aussi surprises et déçues d'être limitées dans leurs mouvements ou par les interventions médicales qui s'en suivent. Elles souhaiteraient vivre différemment le prochain, mais doutent d'y parvenir.

En bref

Avoir un enfant fait en général partie d'une planification de vie, le projet est maintenant repoussé à un âge plus avancé. Certaines femmes choisissent de ne pas avoir d'enfant et osent affirmer publiquement ce choix, depuis quelques années, afin de contrer les jugements sociaux sur la non-maternité.[148] Ce n'était évidemment pas la situation de nos participantes. Pour ces femmes, le besoin d'une certitude sur la réalité de leur grossesse doit être comblé prestement et se manifeste dès la probabilité d'être enceinte.

La découverte de nouvelles sensations corporelles et le fait de sentir le fœtus en soi émerveillent certaines femmes, tandis que pour d'autres cela crée un sentiment d'envahissement. L'image de soi se

148 Parent, 2015

trouve transformée et bon nombre expriment des difficultés à adapter leur style de vie à leurs nouveaux besoins. Elles apparaissent confrontées aux valeurs sociales de performance et de santé axées sur le corps idéal et l'activité physique. Les inquiétudes sont nombreuses et les impacts de devenir mère sur leur vie professionnelle ou leur vie de femme sont anticipés. Les préoccupations à l'égard de l'accouchement évoluent dans le temps. Au début, les femmes étaient plus préoccupées par la douleur et l'inconnu de l'accouchement. Puis, elles envisageaient de vivre les étapes une à la fois. Plusieurs ont vécu un point tournant où elles ont réalisé qu'elles auraient à vivre le processus de l'accouchement. Elles ont senti le besoin de s'y préparer et pour certaines, de développer davantage leur confiance en leurs capacités pour celles voulant vivre un accouchement naturel. Vers la fin, les participantes craignaient plus les circonstances du travail lui-même, comme de se retrouver seule ou de ne pas reconnaitre le vrai travail. Toutefois, la crainte d'une césarienne ou des interventions tracassait davantage les femmes ayant prévu accoucher à l'hôpital.

Des facteurs sociologiques modulant l'expérience sont observés. Ainsi, vivre à proximité de sa famille semble marquer une influence sur la perception de la grossesse, tout comme le vécu de sa propre mère sur celle de l'accouchement. Les universitaires optaient plus souvent pour une approche naturelle plutôt que médicale et le statut professionnel semblait être en lien avec le mode d'accouchement. Nous pouvons donc entrevoir une construction à la fois individuelle et sociale de l'expérience de la grossesse et de l'accouchement. Toutes ces variations indiquent la complexité du phénomène et son intérêt à la fois individuel et sociétal.

Dans le prochain chapitre, nous aborderons leurs représentations au sujet de la grossesse et de l'accouchement et comment celles-ci se sont construites et ont évolué à travers leur histoire personnelle, familiale et sociale, ainsi qu'au contact des professionnels de la maternité.

Nous habitons un monde interprété par d'autres
où il nous faut prendre place.
Boris Cyrulnik

Chapitre III
Une question de subjectivité(s)

La prise en compte de l'expérience subjective s'impose, si l'on veut cerner le sens et l'expérience contemporaine des femmes enceintes et qui accouchent. Cette expérience prend source dans la subjectivité même de l'individu.[149] L'expérience subjective étant le produit d'un processus de construction sociale et historique, nous avons exploré leurs représentations de la grossesse et de l'accouchement et comment celles-ci se construisent dès le jeune âge et se transforment à travers les relations entretenues et le contexte de vie dans lequel la personne évolue.

Il n'y a de subjectivité qu'une subjectivité contextualisée.[150] C'est pourquoi nous regardons l'expérience des femmes à travers le prisme de la vie de couple, des rapports aux médias, à la famille, aux amis, à l'entourage et aux intervenants, tous porteurs de leurs propres subjectivités.

Les représentations de la grossesse

La grossesse est une période intense de croissance et de transformation, surtout la première fois[151], puisqu'elle conduit à la maternité.[152] Ces transitions peuvent être vécues positivement ou de manière plus négative. Les représentations des femmes sont fortement influencées par le milieu culturel et social auquel elles appartiennent. Ces représentations guident les ajustements individuels à un environnement donné.[153] Les représentations de la grossesse étaient

---

149 Oksenberg Rorty, 2007
150 Biehl *et al.*, 2007
151 Mercer, 1995
152 Cailleau, 2009
153 Jodelet, 2003.

de nature négative ou résolument positive selon les femmes, et pour plus du tiers d'entre elles, elles oscillaient entre les deux. Une distinction pouvait être observée selon le suivi de grossesse. Ainsi, les femmes ayant une image très positive de la grossesse étaient pour la plupart suivies par des sages-femmes (9/12), comparativement à celles ayant un suivi médical qui rapportaient des représentations plus mitigées ou négatives (11/13).

La grossesse : des perceptions différentes et évolutives. Les femmes (4/25) n'ayant pas d'attirance envers la grossesse ou qui la voit **négativement** comme un état qui déforme leur corps, leur impose des restrictions, les bouleverse et la considère comme un long moment à passer sont des migrantes.[154] Ainsi, Karina déclare : « *Je n'ai jamais trouvé ça beau des femmes enceintes. Je trouve que ça fait gros, je ne sais pas, je n'aime pas. Si j'avais le choix de le faire d'une autre façon, je le ferais.* » [Karina, nat, gyn, nat-i]

L'apparence du corps de la femme enceinte la rebute et elle se voit forcer de l'accepter pour avoir un bébé. Elle dit vivre beaucoup de restrictions et la grossesse lui apparait comme « *un long moment à passer* ». Elle vient d'un pays où les femmes recourent massivement à la chirurgie plastique pour s'arrimer aux critères de beauté véhiculés.[155]

Florence est aussi confrontée à sa propre image corporelle qui se modifie inexorablement à ses yeux, le corps « fini » laissant douloureusement place au corps de la mère. L'enfant est aussi perçu comme un être à la fois distinct, mais aussi dépendant d'elle, condamné à vivre dans son propre corps. Elle se dit désillusionnée par la grossesse qu'elle avait idéalisée. Elle utilise des métaphores très fortes pour illustrer ses perceptions : *« J'me dis, c'comme être en prison, t'as ton temps à faire puis, quand ton temps est fait, tu sors, c'est la même chose pour mon bébé »*. Enceinte de 37 semaines, Florence voit la grossesse comme un « envahissement », puis en rétrospective, après la naissance, comme un « mal nécessaire ». Pour trois d'entre elles, la vie de couple est

---

[154] Migrante réfère à provenir d'un autre pays ou d'une autre région du Québec.

[155] Malysse, 2012

relativement récente comparée aux autres participantes. Elles témoignent d'un grand sentiment d'isolement et sont toutes suivies par des médecins. Toutefois, après une période d'adaptation, la perception a évolué positivement pour deux de ces femmes. Ainsi pour Élise, la grossesse représente une adaptation intense, beaucoup de travail sur soi, mais aussi une occasion de développer la confiance en soi.

Neuf autres femmes avaient des **représentations mitigées** de la grossesse, la considérant comme un passage obligé pour avoir un enfant, mais qui comporte aussi un côté merveilleux, magique. Leurs témoignages montrent qu'elles ont envie d'avoir un enfant, mais qu'elles vivent difficilement les adaptations que cela exige. Au temps 1, les représentations évoquées ont trait à : « une nouvelle aventure un peu abstraite », un défi, un processus sur neuf mois à vivre par étapes, qui impliquent « un cheminement mental », « un changement intérieur » permettant de se connaitre en accéléré et d'apprendre à être patientes. Avoir un enfant représente pour ces femmes une étape de la vie et la grossesse est vue comme le moment de construire quelqu'un ou « un investissement ». Certaines femmes, comme Isa, ont exprimé que l'« *on s'imagine ça plus beau avant* ». Et pour elle, la grossesse représente maintenant avoir des appréhensions au sujet du bébé : « *Je pensais qu'on tombait enceinte et qu'on était bien, à part les maux de cœur. Je me disais on flotte sur un nuage, mais je me suis rendue compte qu'avec la maternité vient des inquiétudes aussi.* » [Isa, ind/nat, gyn, med]

Le sentiment de responsabilité maternelle apparait très tôt en grossesse, et avec lui, nait le souci d'un être dépendant de soi et les inquiétudes. Les femmes sont souvent confrontées à des notions utopiques de la grossesse et de la maternité qui suscitent la surprise et la culpabilité, car « les mères idéales » ne devraient connaitre que des sentiments positifs.[156]

Vers 34 à 37 semaines, les représentations de la grossesse demeurent partagées. Annie parle de la grossesse comme d'un long passage avec beaucoup de transitions et de travail sur elle-même. Les autres parlent de processus, de cheminement, d'étapes à vivre et

[156] Laney *et al.*, 2014; Lupton, 2000

d'adaptation aux changements, alors que certaines trouvent que « ça passe rapidement ». La grossesse est vue comme une expérience, une période marquante. Des femmes parlent aussi du bonheur de ressentir « un mini être humain » en soi ou d'un état particulier. L'idée de sacrifice et de ne plus s'appartenir habite également quelques participantes et nous soutenons comme Quéniart que « c'est le caractère paradoxal de ce rapport unique à autrui ». Le corps fait place à cet hôte à protéger dans un point de non-retour dont elles ne peuvent se soustraire jusqu'à sa naissance.[157]

A posteriori, ces femmes aiment se rappeler les bons moments vécus et en viennent à relativiser les moins bons. Après la naissance, la grossesse demeure perçue comme un processus qui demande des adaptations, un passage obligé, « des sacrifices », mais pour « une bonne cause ». L'adaptation aux changements, principalement liés au fait de devenir mère et ses responsabilités inhérentes, conduit à soupeser les gains et les pertes entre leur vie actuelle et celle à venir, se trouve partagé par toutes ces femmes aux représentations mitigées. De plus, elles vivent un processus correspondant à une crise de maturation.[158] Plusieurs en début de grossesse (7/9), éprouvaient des malaises physiques ou émotifs qui les ont surprises et incommodées. Six d'entre elles (6/9) vivaient en couple depuis plus de cinq ans, ce qui nous amène à penser que le projet de maternité, souvent idéalisé, bouleverse leurs habitudes et qu'elles y réagissent.

Enfin, pour douze participantes (12/25) la grossesse est un **évènement heureux**. Les moments jugés plus difficiles sont bien vécus. Leur vie de couple dure depuis environ deux à huit ans. Neuf d'entre elles ont un suivi sage-femme et les autres recherchaient des informations alternatives au discours médical sur la grossesse. Plus de la moitié (7/12) sont migrantes, mais se sentent néanmoins proches de leur famille. Se sentir soutenue par la famille et le conjoint contribue fort probablement à favoriser une perception positive de la grossesse. Elles ont généralement peu de malaises ou les acceptent bien. Le sens accordé à leur expérience comme femme ou qui s'inscrit

157 Quéniart, 1998, p. 100

158 Bydlowski, 2004

en continuité dans leur couple et projetée en tant que future famille, ressortait de manière assez forte de leurs récits.

En début de grossesse, elles décrivent celle-ci comme une belle expérience et un beau moment dans leur vie. Pour ces femmes, la grossesse est une préparation à la venue du bébé. Elles mentionnent que ce n'est pas une maladie, mais un évènement naturel qui se vit dans son corps et son esprit. L'idée de vivre cette expérience dans la continuité des femmes des générations précédentes ponctue aussi les propos de certaines participantes. De même, se sentir dans un processus qui se déroule spontanément sans intervention particulière, de manière indépendante de sa volonté, programmé en quelque sorte pour mener à bon port leur projet de maternité les émerveille : « *Présentement tout est en train de se faire tout seul. Je pense que c'est ça le plus… marquant dans ma grossesse.* » [Chloé, nat, sf, nat]

Plus tard dans la grossesse, elles en parlent en termes d'évolution avec différentes étapes comportant parfois des « bouts à passer », mais somme toute comme d'un bel évènement. Pour Miranda, il s'agit « d'un cadeau de l'univers », car traverser différentes périodes belles et d'autres moins, l'amène à dire :

> *De vivre ça, c'est un chemin à grandir sur beaucoup de peurs et de manques, comme manque de confiance. Pour moi, le plus gros c'est la confiance, l'intelligence du corps. Je trouve encore chaque jour wow! En même temps tu vis dans un espace d'amour profond, de joie* [Miranda, nat, gyn/sf, nat]

Le processus de la grossesse agit comme un catalyseur pour évaluer et reconstruire l'identité.[159] La fin de la grossesse est perçue comme une période d'accomplissement, un aboutissement qui converge avec la venue du bébé : « *C'est l'aboutissement! Ouais, 36 semaines, j'peux accoucher pas mal n'importe quand… j'ai hâte. J'ai hâte de dire tabarnouche!*[160] *On a fait ça, hein! On a fait un p'tit garçon, une p'tite fille, d'y voir la binette…* » [Valérie, nat, omni, med]

[159] Smith, 1994 dans Laney *et al.*, 2015

[160] Expression québécoise qui dans ce contexte, signifie l'étonnement.

Le témoignage de Valérie rejoint celui de plusieurs femmes. La confrontation de l'enfant imaginaire à l'enfant réel, attendu avec impatience, est une anticipation adaptative propre à la fin de la grossesse « signe de maturation psychique du processus de parentalité, une bascule des processus d'attention du dedans vers le dehors ».[161] Déjà, autour de 34 à 37 semaines de grossesse, elles anticipent la prochaine étape et commencent à prendre une distance de la grossesse qu'elles qualifient de :

> *Fin d'une période marquante. L'accouchement c'est la fin de la grossesse et la grossesse dans une vie... On n'est pas dans cet état-là longtemps, ni souvent, c'est un beau moment. Je me sentais épanouie, pleine d'énergie, super, vraiment heureuse, comme dans un « mood ». J'ai vraiment aimé ça. Je ne suis pas tannée d'être enceinte. Ça va bien, je suis chanceuse. Je considère que j'ai eu de la chance. Premièrement, il y en a qui veulent être enceintes et qui n'y arrivent pas. Deuxièmement, il y en a qui sont enceintes et que c'est difficile. Vraiment, je me considère chanceuse. Ça a été un super beau moment, ça a passé vite.* [Jessica, nat, sf, nat]

Le témoignage de Jessica illustre également la pudeur que des femmes éprouvent à raconter leur expérience en termes positifs sans se comparer aux autres femmes. Se sentir bien est considérée comme « une chance », comme s'il était sous-entendu que le bien-être ne peut être inhérent à l'expérience, mais serait plutôt attribuable au hasard et hors de contrôle.

Étapes à franchir. Tout au long des entretiens, les femmes enceintes nous ont parlé d'étapes à franchir. Or, les étapes décrites correspondent plutôt à trois phases déterminantes, variables dans le temps et la durée : 1) acquérir « la certitude » d'être enceinte; 2) « l'enceinte » soit vivre l'état de grossesse dans la sphère privée et publique; et 3) « la nidification » se terminant par être prête pour l'accouchement et à l'accueil du bébé. « La certitude » d'être enceinte s'acquiert en général après la première échographie et une fois le

---

[161] Cailleau, 2009, p. 85

danger de fausse couche écarté. Cette phase correspond à la période où les femmes acceptent leur état, commencent à s'engager et à développer un lien avec leur futur bébé. Elle peut varier de quelques semaines à quelques mois, selon le contexte de vie de chacune. La seconde phase, que nous avons appelée « l'enceinte », correspond aux étapes où les femmes vivent leur grossesse en intériorisant les changements corporels, émotifs et identitaires, tout en étant en interaction dynamique avec leur entourage. Puis, de manière concomitante, mais parfois discontinue, la troisième phase, dite de « nidification », s'opère pour accueillir l'enfant. Elle se concrétise à travers les préparatifs matériels à sa venue et la préparation à l'accouchement. Elle correspond aussi à la spatialité, l'un des « existentiaux » (données existentielles) de l'être humain dans sa manière d'exister dans le monde et d'y être relié.[162] Ressentir l'espace qu'occupera l'enfant et se visualiser soi-même dans l'espace pour lui donner naissance devient essentiel.

Les représentations de l'accouchement

Les femmes ont des représentations de l'accouchement assez similaires. Celles-ci alternent entre deux pôles principaux, soit entre la joie ou la douleur anticipée. Mais auparavant, situons ce que le mot accouchement évoque pour les participantes.

Les types d'accouchements dans le langage populaire. Lorsque les femmes parlent du type d'accouchement possible ou de l'accouchement qu'elles envisagent, elles utilisent les mots « accouchement naturel », « péridurale » et « césarienne ». L'accouchement « naturel » est défini comme l'absence d'anesthésie, de péridurale en l'occurrence, puisque c'est la forme d'anesthésie la plus répandue.

En fait, une seule femme parlait de « naturel » en évoquant l'accouchement vaginal en opposition à la césarienne. Pour elle, l'accouchement avec péridurale demeurait un accouchement naturel et c'était d'ailleurs son désir de demander la péridurale. Autrement, pour

---

[162] Heidegger, 1964

les autres femmes, l'accouchement naturel faisait également référence à un accouchement sans interventions ou avec peu d'interventions. Les propos d'Annie reflètent quant à eux les trois types d'accouchements auxquels la majorité des femmes font référence : « *Dans mon entourage, il n'y a pas beaucoup de filles qui ont accouché en Maison de naissance, mais des accouchements de toutes sortes, avec ou sans "péri", césariennes. Dans le fond, c'est pas mal un peu de tout.* » [Annie, nat, omni, ces]

On y voit également une différence introduite en fonction du lieu d'accouchement puisqu'Annie fait référence à la Maison de naissance comme un mode d'accouchement. Elle disait d'ailleurs vouloir accoucher à l'hôpital, mais comme « en maison de naissance ». L'hôpital et la Maison de naissance sont aussi mis de l'avant comme portant des modes d'accouchements différents. Les images de femmes accouchant en position dorsale avec un médecin arrivant au dernier moment font partie de l'imaginaire collectif alors que la Maison de naissance est vue comme un environnement convivial et rassurant.

Entre la joie et la douleur anticipée. Trois thèmes principaux se dégagent des représentations de l'accouchement chez nos participantes. Ces représentations varient également selon l'approche privilégiée pour le suivi. Plus de la moitié (13/25) voient l'accouchement comme **un évènement naturel ou un beau moment.** Cependant, elles s'expriment de manière différente. Ainsi, sept femmes suivies par des sages-femmes, à l'exception d'une, parlent d'un évènement naturel avec un côté instinctif, animal en lien avec le monde mammifère alors que les six autres (tout type de suivi) évoquent le « grand jour », un beau moment et l'aspect de célébration. L'accouchement est aussi **un passage obligé** pour cinq femmes dont trois sont suivies par un omnipraticien (3/4) et deux par des sages-femmes. Enfin, il s'agit d'une **étape éprouvante, douloureuse où l'on risque de perdre le contrôle** pour sept femmes toutes suivies par un gynécologue-obstétricien.

La notion de bonheur, de joie, de plaisir a souvent été évoquée dans les représentations de l'accouchement. Les idées d'accomplissement, de fierté, de force et de récompense du travail y sont associées. Roseline, par exemple, entrevoit : « *l'un des plus beaux moments de sa vie, sinon le plus beau* ». Et pour Valérie, cela signifie : « *Plaisir. Oui… tu sais ce n'est pas une partie de plaisir, mais je pense qu'il y a plus de plaisir qu'on ne pourra jamais en avoir dans une vie. Je pense que c'est là-dessus qu'il va falloir focuser. Mais, c'est ça! J'ai hâte de voir ce que c'est.* » [Valérie, nat, omni, med].

L'accouchement représente « la vie », une célébration ou un moment magique. En fait, 16 femmes sur 25 ont exprimé des représentations autour du thème de la joie, dès le début de la grossesse et cette tendance s'est maintenue. Camille, comme d'autres femmes, évoque le côté animal, « instinctif » de l'accouchement.

Celui-ci a également été représenté comme « un passage obligé » par certaines femmes enceintes aux deux temps des entretiens :

> *Qu'est-ce que ça signifie pour moi? Je suis rationnelle. Ça ne signifie rien de plus que juste mettre au monde mon enfant. Je vois ça de façon biologique. C'est un passage… obligé, mais je trouve que c'est quand même un privilège. C'est une épreuve, mais un privilège en même temps. Donner la vie, ça a quelque chose de beau et de magique que les hommes ne peuvent pas vivre.* [Jessica, nat, sf, nat]

Par ailleurs, la douleur est un thème récurrent lorsque les femmes (15/25) évoquent l'accouchement. La douleur est dite inévitable, mais demeure inimaginable. Quelques-unes mentionnent la souffrance, les cris ou les sons et la perte de contrôle. Pour beaucoup, l'accouchement représente également l'inconnu, puisqu'il s'agit de la toute première expérience, à laquelle l'idée de découverte et de curiosité se juxtapose parfois. La notion d'imprévu s'ajoute au temps 2, c'est-à-dire : « Qu'on ne peut jamais savoir à quoi s'attendre ».

Enfin, la finalité de l'accouchement, représenté par l'accueil du bébé longtemps attendu, est perçue comme une rencontre ultime. L'accouchement symbolise également le passage à une nouvelle étape. Certaines femmes voient un aboutissement ou la fin de la grossesse, tandis que d'autres expriment l'idée de libération ou de soulagement une fois l'accouchement terminé.

Parmi les trois mots évoqués spontanément en regard de l'accouchement, le premier mentionné était à caractère neutre, tel « calme », « travail » « nouvelle étape » « accueil » « curiosité » pour huit femmes. Le mot « douleur » a aussi été évoqué par sept femmes alors que cinq autres ont mentionné le mot « joie » ou un terme apparenté. La douleur est davantage mise à l'avant-plan au temps 1 des entretiens alors qu'elle devient plus diffuse au temps 2, substituée par des mots évocateurs de la rencontre prochaine du bébé.

Au temps 1 des entretiens, le tiers des femmes rencontrées se représentait l'accouchement en se projetant dans un lieu précis, hôpital ou Maison de naissance. Elles sont d'ailleurs nombreuses à se représenter l'accouchement en termes d'environnement. Accoucher dans l'eau ou en Maison de naissance est vu comme rassurant. Celle-ci est considérée un endroit chaleureux, convivial, par opposition à l'hôpital, associé à l'image d'une salle avec de gros néons. Toutes les femmes ont d'ailleurs en tête des images liées à l'hôpital : « *Oui… dans mon imaginaire, on voit… un accouchement. C'est une femme qui est couchée sur le dos, puis le médecin qui va au dernier moment accueillir le bébé.* » [Odile, nat, gyn, med]

Ainsi, pour Odile ce sont des images qui font partie de son imaginaire, mais on peut également ajouter qu'elles font aussi partie de l'imaginaire collectif des femmes du Québec, puisque le modèle de « l'accouchement dirigé » s'est généralisé dans les années 1960.[163]

Au temps 2, l'idée de « travail » comme représentation de l'accouchement apparait plus fortement, les femmes étant à quelques semaines de le vivre. L'accouchement est alors décrit comme un travail de concentration, de visualisation, une contraction à la fois, demandant d'attendre le temps nécessaire. Pour certaines, l'accouchement est constitué d'étapes à franchir, alors que pour d'autres, c'est un travail physique exigeant. L'idée de marathon, de dépassement ou d'épreuve est évoquée :

> *Bien, marathon, premièrement, je trouve que… (rires) c'est ça! Les marathoniens disent : « quand tu passes le premier souffle, la phase après »… j'ai l'impression que ça ressemble à ça un peu, une escalade*

163 Rivard, 2014

de douleur. Quand t'acceptes la douleur, de cheminer avec elle, tu rentres dans un… marathon. J'aimerais aussi dire dépassement de soi, quand même, je trouve que c'est un gros dépassement de soi. [Annie, nat, omni, ces]

Le sport est une analogie utilisée par les participantes pour comparer l'accouchement à une épreuve physique à laquelle elles se sont déjà mesurées. Ainsi, Tania fait un parallèle avec une course où elle aura besoin de voir les progrès, pour s'encourager à continuer. Selon Detrez : « Les sportifs entretiennent ainsi avec leur corps un rapport instrumental : leur corps doit les servir et leur servir à remporter le prix ».[164] L'accouchement devient donc une épreuve d'endurance et de performance à traverser.

L'accouchement est aussi vu comme une expérience intense où on apprend à se connaitre. D'après Élise, « ça demande à se faire confiance », mais ça peut donner du courage, de la force, de la fierté. Pour Isa, il s'agit d'une expérience intime, où on est amenée à se dévoiler.

Par ailleurs, sept femmes, toutes suivies par un gynécologue-obstétricien considèrent l'accouchement comme une étape éprouvante, douloureuse et un évènement que l'on ne peut contrôler. À quelques semaines d'accoucher, deux femmes ont particulièrement peur de ne plus avoir de contrôle, de perdre « le côté rationnel ». L'une d'entre elles décrit l'accouchement en termes particulièrement forts et imagés : « massacre à la tronçonneuse », « carnage ». Elle dit ne pas vouloir se voir comme « Marie au bûcher », elle pense donc ne pas se laisser souffrir et avoir recours à la péridurale. Selon elle, l'accouchement représente aussi un traumatisme pour le bébé. Elle le décrit comme une première épreuve à traverser avec son bébé, un premier accomplissement, une fierté. Comme le mentionne Missonnier : « En périnatalité, comme dans la vie en général, l'humain confronté à cette incertitude multiforme et omniprésente apporte une

---

164 Détrez, 2002, p. 87

réponse privilégiée : l'anticipation sous les formes comportementale, affective et fantasmatique ».[165]

Si seulement deux des femmes rencontrées insistent particulièrement sur cette peur, il n'en demeure pas moins que plusieurs autres expriment des craintes surtout en début de grossesse.

Les représentations de l'accouchement après l'avoir vécu. Pour faire état de l'évolution des représentations des femmes à la suite de l'accouchement, il faut prendre en compte le mode d'accouchement vécu puisque celui-ci semble influencer leur expérience.

Ainsi pour celles qui ont accouché de manière dite « naturelle » (sans péridurale et avec peu ou pas d'interventions), l'accouchement est décrit comme une expérience plaisante et extraordinaire ou un bel évènement. De plus, pour Jessica c'est « un privilège », pour Mylène « une fierté », et « une étape incontournable dans la vie de femme » pour Sarah. L'accouchement est aussi vu comme un processus par Pascale et un chemin pour Miranda qui le voit également comme « un marathon », tout comme Jessica. Les métaphores utilisées pour le décrire sont empruntées à des éléments de la nature : gravir une montagne, « laissez dérouler comme une vague », « ça a coulé comme de l'eau ». Plusieurs diront que « le corps sait comment » ou qu'elles se sentaient dans un « état second » et :

> *Sentir tout ça, c'est quand même spécial. Se dire que le corps humain est fait pour ça, mais c'est quand même un exploit de dire qu'on est capable de faire ça. Les femmes, on a vraiment une force insoupçonnée quand on accouche. Je ne pensais jamais être forte de même.* [Laurence, nat, sf, nat]

Pour les femmes ayant accouché sous péridurale, les représentations varient. Pour deux d'entre elles, l'accouchement est vu comme épouvantable et constitue un sacrifice corporel. Pour Isa, c'est « une aventure », une belle expérience intense alors que pour Florence, c'est la rencontre avec son bébé qui est « la plus belle aventure de sa vie ». Par ailleurs, si pour Valérie son accouchement représente un

165 Missonnier, 2009, p. 24

moment unique, il demeure que « ça doit se faire naturellement », sans péridurale. Et pour Héloïse :

> *Je voulais vivre ça au complet. J'voulais vraiment savoir c'est quoi un accouchement comme ça été fait depuis des milliers d'années. Il m'en manque une bonne partie. Oui la douleur, les contractions, je les connais, mais l'envie irrépressible de pousser, la douleur de la fin, puis la satisfaction, tout ça je n'en ai aucune idée. Donc, j'espère qu'un prochain, je serai capable.* [Héloïse, nat, sf, med]

En outre, si Wendy décrit une expérience de connexion intense avec son bébé au moment de la poussée, l'accouchement a toutefois été traumatisant pour elle en raison de l'utilisation des forceps et du manque d'intimité. L'accouchement instrumenté a eu un impact négatif sur l'expérience des participantes de notre étude.

Le sentiment de ne pas avoir un accouchement complet ou un accouchement en tant que tel est aussi très présent pour les femmes ayant donné naissance par césarienne. Elles sont unanimes à décrire la césarienne d'abord et avant tout comme une opération majeure.

Pour Annie, le sentiment de fierté est présent parce qu'elle est allée au bout de son travail et qu'elle a tout fait pour mettre son enfant au monde, ayant eu la césarienne à la toute dernière minute. Et c'est aussi le fait d'avoir vécu une grande partie du travail qui amène Daphnée à trouver exceptionnel ce que le corps humain peut faire. Ces femmes continuent donc à se représenter la mise au monde de l'enfant par l'accouchement. Et le fait pour plusieurs d'avoir vécu une bonne partie du travail avec le sentiment d'avoir fait tout son possible leur permet d'intégrer positivement leur expérience, contrairement aux autres.

L'expérience des femmes se construit aussi au contact des autres. Ainsi, avoir un enfant est considéré comme une affaire de couple.

Avoir un enfant : une affaire de couple

Plus qu'avoir un enfant, être enceinte et accoucher est une affaire de couple. Les participantes étaient unanimes[166] à dire que la présence de leur partenaire leur était essentielle. En général, le conjoint s'impliquait directement dans le processus à partir du désir d'enfant. L'implication du futur père durant la grossesse lui offre l'avantage et l'opportunité de développer son identité parentale précocement. L'accouchement demeure néanmoins le moment propice pour favoriser cet ancrage. La naissance et les premiers moments de vie avec l'enfant sont des moments forts où le père développe son sentiment d'attachement et choisit consciemment de s'investir auprès de lui.[167]

Au cœur de notre étude, si les femmes peuvent avoir des attentes différentes en fonction de leurs conceptions des rôles parentaux, la plupart des participantes souhaitaient partager toutes les étapes de leur expérience avec leur partenaire. L'homme joue ainsi un rôle actif dans la décision d'avoir un enfant et les choix subséquents, comme les décisions sur le dépistage et le choix du lieu de naissance.

Les hommes semblent généralement plus enclins à recourir aux tests de dépistage. Plusieurs participantes nous ont dit, tout comme Laurence, que leur conjoint « ne veut pas prendre de chance ». Ses valeurs, ses expériences de vie et les influences de son entourage personnel s'ajoutent à l'équation lorsque vient le temps de discuter des options possibles :

> *J'avais deux modes de pensée « ne fais pas d'amniocentèse, à moins que ton médecin ne te le recommande vraiment, parce qu'il croit qu'il y a un risque » puis d'autres [qui la recommande]. À un moment donné, mon chum était rendu converti, parce qu'il s'était fait raconter une histoire vraiment horrible d'un enfant qui est viré très, très légume et la*

---

166 Et ce, même pour la seule femme ne vivant pas en situation de couple. Elle appréciait que le père de son enfant partage les moments importants de la grossesse, soit présent lors de l'accouchement et souhaite s'impliquer auprès de l'enfant.

167 Roques, 2003

personne avait refusé l'amniocentèse alors que le médecin la conseillait. Et [nom du conjoint] m'avait dit « tu vas passer ça ». Là, je ne savais plus quoi penser. [Wendy, med, gyn, med]

Il peut donc survenir des divergences d'opinions. Les entretiens permettent d'entrevoir qu'en général, l'opinion de l'homme va primer dans les négociations concernant les tests de dépistage ou le désir de connaitre le sexe du bébé alors que celui-ci laissera davantage la préséance à sa compagne quant aux choix en matière d'accouchement, puisque c'est elle qui le vit dans son corps. La femme montre une tendance marquée à laisser la priorité de décision à son conjoint lors de la grossesse, car elle considère que cela lui permet de prendre sa place en tant que futur père puisqu'il ne porte pas l'enfant. De même, certains choix qu'elle pourrait privilégier, comme avoir recours aux services d'une sage-femme, doivent être négociés avec lui.

Les témoignages montrent qu'il est très important pour les femmes que leur conjoint s'implique et s'intéresse au bébé. Ainsi, elles les incitent à suivre les cours prénataux ou à défaut, de faire certaines lectures ou de visionner, avec elles, des films d'accouchement. Cependant, tous les hommes se sont montrés intéressés à assister à la première échographie, voire à toutes. Ils étaient également présents à la plupart des rendez-vous lors d'un suivi sage-femme, alors que cela était beaucoup moins fréquent lors d'un suivi médical.

Les participantes trouvaient parfois difficile de constater que leur conjoint ne peut partager entièrement leurs sentiments ou n'a pas une compréhension implicite de leurs besoins. Leurs vécus étant inévitablement différents, elles se sentent parfois incomprises. Contrairement à la femme dont l'expérience de devenir mère s'inscrit dans son être sensoriel, devenir père est avant tout une démarche intellectuelle.[168] Certains des conjoints de notre étude devenaient aussi perplexes devant des réactions ou des comportements inattendus chez leur compagne, surtout en début de grossesse. En revanche, la plupart des participantes diront qu'il s'est montré patient, même si certaines se sont excusées de lui faire vivre des côtés jugés plus déplaisants :

---

168 Deslauriers & Villeneuve, 2012

Il était vraiment gentil aussi… et patient parce que ce n'était pas… J'avais des « up and down » bizarres puis à un moment donné il m'a dit : « les deux derniers mois ont été plus pénibles que les dix dernières années » en rigolant. Ce n'était effectivement pas super, mais moi je lui disais « j'm'excuse. Je ne le sais pas, j'ai de la misère moi-même à comprendre. » [Annie, nat, omni, ces]

Les femmes sont aussi préoccupées par la manière dont leur conjoint vivra l'accouchement. Elles se demandent comment il va se sentir, quelles sont ses peurs et elles le préparent à ce qu'elles s'attendent de vivre ou anticipent : « *J'pense qu'il a peut-être peur de se sentir des bouts inutile. Comment va-t-il se sentir par rapport à sa blonde qui souffre et que lui ne peut pas faire grand-chose? Moi je lui explique, le support moral va jouer pour beaucoup.* » [Jessica, nat, sf, nat]

Jessica et plusieurs autres femmes sont aussi inquiètes de l'image que leurs conjoints auront d'elles dans une situation où elles se pressentent vulnérables et où ils pourront être témoins de réactions inattendues de leur part. Pour certaines, faire des sons inhabituels, être à nu tant émotivement que physiquement est difficile même devant le conjoint avec qui elles sont en intimité parfois depuis plusieurs années, car elles craignent des répercussions sur leur vie de couple et leur sexualité. « Exposer son corps » est associé avec la sexualité et peut embarrasser certains couples. Ceci nous rappelle les propos de Scheper-Hugues et Lock[169] sur le corps où, dans différentes sociétés, ce qui apparait à l'intérieur du corps est bon et tout ce qui est émis par le corps (sang, bruits) peut être considéré comme mauvais. L'image du corps est un élément central de la perception de soi et ce qu'elles considèrent comme étant des limites devient difficile à exposer ou à montrer sous un autre jour. Avec les règles de civilité, le corps s'efface et les mouvements les plus intimes de la corporéité deviennent régulés.[170] L'accouchement devient alors pressenti comme un évènement venant bouleverser les comportements intimes. Néanmoins, ces femmes souhaitent ardemment la présence de leur

---

[169] Scheper-Hugues et Lock, 1987

[170] Le Breton, 2012

conjoint et le voient comme leur accompagnateur privilégié. D'autres comme Valérie veulent véritablement faire équipe avec lui le moment venu : « *Je vais prendre ce moment-là comme mon moment, notre moment plutôt, puis c'est le nôtre, ce n'est pas le leur [hôpital].* » [Valérie, nat, omni, med].

D'ailleurs Bianca, dont le conjoint s'était vraiment investi dans la préparation prénatale et avait été très soutenant, disait en postnatal : « *Dans le fond, j'ai l'impression qu'il a accouché autant que moi* ».

Ce que la plupart des participantes attendaient de leurs conjoints était de les encourager, de les rassurer, de les aider à relaxer et à varier leurs positions, de leur rappeler les désirs exprimés et d'en faire le porte-parole auprès des intervenants. Plusieurs le voyaient comme un protecteur face à l'extérieur afin de leur permettre de s'intérioriser. D'autres lui avaient demandé d'agir comme suppléant auprès de l'enfant (peau à peau), advenant leur incapacité à en prendre soin.

Le fait d'avoir un enfant change les rapports dans le couple. La venue de l'enfant implique un engagement de la part du conjoint qui peut se traduire par accorder un statut différent à sa compagne, comme ce fut le cas pour Gabrielle, vivant en union libre :

> *Le cheminement de couple aussi, à travers ça. C'est un lien qui change un peu. Mon chum m'appelle « sa femme », mais on n'est pas mariés. J'ai réalisé que pour lui je venais de changer un peu de statut. Ça nous a rapprochés vraiment beaucoup. Ça a changé la relation de façon très positive.* [Gabrielle, med/nat, gyn, nat]

L'accouchement lui-même a été pour Bianca, comme pour d'autres femmes, un évènement significatif de rapprochement : « [Conjoint] *m'a dit, après l'accouchement, que ça nous avait rapprochés. Tu sais, ça m'a frappée qu'il me dise ça aussi rapidement.* » [Bianca, nat, gyn, nat-i]. Il semble surprenant pour Bianca d'entendre ces paroles si tôt, mais pour son conjoint, vivre l'accouchement en tant qu'expérience intense d'accompagnement lui avait permis de se sentir en communion avec elle et d'en retirer un bénéfice immédiat. De tels propos sont davantage relatés à la suite à des accouchements naturels où le partenaire s'investit d'une manière plus soutenue.

Les lectures, Internet et les médias

L'un des premiers gestes posés par les femmes dès qu'elles sont enceintes est l'achat ou l'emprunt de livres portant sur le développement du bébé et la grossesse. Au-delà du besoin d'informations, la littérature vient répondre au besoin d'être initiée à cette nouvelle expérience et d'avoir des référents sur les sensations qu'elle éveille en elles : « *J'aime bien savoir l'évolution de ce qui se passe dans mon corps, puis souvent ces livres-là... ça vient avec... "OK cette semaine, ça s'peut que t'ailles mal, mais ne panique pas", donc d'une semaine à l'autre c'est rassurant.* » [Sarah, nat, sf, nat]

Les participantes privilégiaient un livre populaire sur la grossesse comme référence quotidienne ou hebdomadaire qu'elles parcouraient « étape par étape ». Cela leur permettait de mieux comprendre ou d'interpréter leur vécu au fur et à mesure. Elles considéraient les livres comme étant une ressource objective donnant accès à des sources fiables. Les femmes se comparent à ce que les auteurs reconnaissent comme étant la normalité. Le livre permet entre autres de se familiariser avec l'accouchement, son déroulement et à entrevoir l'univers « des possibles » en regard d'une situation nouvelle où la femme est sans repères.

D'autre part, le livre s'avère un outil de socialisation par excellence sur différents sujets favorisant l'adoption des comportements souhaités tout au long du processus de la maternité : « *C'est vraiment bien* [Mieux vivre avec notre enfant de la grossesse à deux ans]. *On appelle ça une bible. Ils donnent ça au premier rendez-vous. Il y a énormément d'informations dedans, sur la grossesse, l'accouchement, sur dès que le bébé est né, la nourriture pour la femme.* » [Miranda, nat, gyn/sf, nat]

L'appellation de « bible » n'est pas anodine dans les propos de Miranda. Elle illustre toute la prégnance accordée à ce livre édité par l'Institut national de santé publique du Québec qui est offert gratuitement à toutes les femmes enceintes.

Par ailleurs, Internet, consulté par toutes les participantes, offre l'occasion d'explorer de manière anonyme le vécu d'autres femmes enceintes ou les opinions d'experts, en donnant accès à une diversité de points de vue permettant ainsi de se créer des idées, des opinions en fonction de ce qui y est véhiculé.[171] Avec les blogues et les forums, elles peuvent se relier virtuellement à d'autres femmes qui vivent la même expérience en temps réel. Cependant, l'intérêt pour ce type d'échange est vite refréné, car il peut devenir rapidement source d'angoisse en « activant les peurs » ou, comme en témoigne Roselyne : « *Parce que c'est incroyable le nombre de forums de femmes qui "psychotisent", qui font des suppositions* ».

Avant même la grossesse, l'imaginaire de la femme enceinte est abondamment nourri par les médias. Les images des films ou documentaires créent une empreinte marquante. Dès leur jeune âge, les médias auront ainsi participé à la construction de leurs représentations de la grossesse et de l'accouchement. Les scènes retenues, du moins celles qui émergent spontanément, ont trait principalement aux cris, aux pleurs, à la vision d'un accouchement médicalisé. Les médias agissent comme catalyseur et contribuent à créer ou à renforcer les valeurs culturelles dominantes.[172] C'est souvent le premier et seul regard qu'elles auront avant d'être elles-mêmes enceintes : « *Je n'ai jamais vraiment vu, à part dans des films et c'est tout le temps caricaturé puis tu dis… OK!* » [Tania, nat, sf, ces].

Ces dernières années, un nombre impressionnant de nouvelles séries télévisées sur la naissance contribuent tout particulièrement à créer une image culturelle de l'accouchement, que ce soit *Quand passe la cigogne* (Canal Vie), *Une naissance à la minute, Baby story* disponible sur *YouTube* ou *TV.com.* Les femmes rencontrées y font d'ailleurs référence.

Certaines femmes enceintes sentent le besoin de visionner des films présentant une idée plus réelle de l'accouchement. D'autres recherchent des témoignages sur Internet pour se créer des repères. Yasmine exprime bien la réelle influence que ces émissions ont sur les représentations de l'accouchement pour le couple. Elle et son conjoint ont fait le choix de regarder ce qui va bien dans les accouchements ou du moins, ce qui ne vient pas les troubler, mais ce n'est pas le cas pour

---

171 Johnson 2015a.

172 Jacques, 2007.

toutes. Certaines femmes peuvent même y consacrer de nombreuses heures par jour et devenir ainsi perméables à ces téléséries : « *J'en vois donc des femmes accoucher qui hurlent. Oui, on en parle. On a écouté une émission l'autre jour et le monsieur disait : "il y a eu un moment dans l'accouchement où j'ai presque eu à choisir entre ma blonde et le bébé". J'ai dit à mon chum que s'il avait à choisir entre moi ou le bébé… je veux qu'il reste avec notre bébé.* » [Florence, med, gyn, med]

Les témoignages véhiculés offrent une vision fragmentaire et orientée d'évènements autour de l'accouchement, mais qui ont un réel pouvoir d'influence sur la construction de ses propres repères. Ainsi, Florence et son conjoint ont discuté de scénarios, à travers le vécu des autres utilisé par procuration et basé sur des évènements inhabituels. Les médias contribuent à construire une image culturelle négative de l'accouchement, présentant des histoires caractérisées par la panique, les interventions et la nécessité pour la médecine de sauver la mère et le bébé.

Ces films dépeignent donc des situations problématiques, ce qui ne représente pas la majorité des accouchements, donc rien pour favoriser une vision positive. Une courte incursion avec le moteur de recherche Google montre qu'avec les mots clés « films sur l'accouchement », plus de 444 000 résultats[173] apparaissent, de quoi naviguer pendant des jours. Il y a donc une abondance médiatique contribuant à la construction des représentations de l'accouchement pour les futurs parents.

Les futures mères et leur famille

Configuration de relations d'interdépendance, la famille est l'espace premier qui tend à fixer objectivement les limites du possible et du désirable.[174] Les héritages parentaux et les relations familiales prennent une importance toute particulière avec la venue d'un premier enfant, tant sur le plan identitaire que celui du potentiel d'action sur la future cellule.

---

173 C'était en 2015 et en 2022, c'est environ 1 030 000 résultats…

174 Lahire, 2012

Partager l'expérience avec sa famille. Certaines femmes avaient discuté de leur projet de maternité avec leur famille bien avant de devenir enceintes. Ainsi pour Laurence, qui se dit très proche de sa famille, il était important de faire valider par ses parents que le moment choisi pour avoir un enfant était le bon. La concrétisation de la grossesse est en général annoncée en priorité à la famille, certaines femmes y ajoutant un caractère ludique : « *Oui, ça a été le cadeau de Noël à la famille. On était tellement énervés, finalement on avait acheté des p'tits pots d'bébé qu'on a donné aux membres de la famille.* » [Laurence, nat, sf, nat]

La réaction des parents du couple exercera une influence particulière sur le vécu de la femme ou de l'homme. Ainsi, pour Élise, le fait que ses parents accueillent la venue de son enfant comme étant une bonne nouvelle a eu pour effet de légitimer sa grossesse et de faciliter sa propre acceptation. Au contraire, un accueil défavorable ou des paroles blessantes viendront assombrir leur bonheur, les troubler ou semer le doute, quelle que soit l'étape où ils en sont : « *La mère de mon conjoint pense qu'on n'est pas prêts à avoir des enfants, c'est des pressions extérieures. Mon conjoint a pris ça mal au début. Ce n'est pas l'fun, de ne pas se faire soutenir par sa mère, c'est quelque chose de très difficile.* » [Valérie, nat, omni, med]

Généralement, la grossesse crée un rapprochement avec la mère et la cellule familiale d'origine, dépendamment des relations antérieures. Cela vaut aussi pour leur père, puisque la plupart ont assisté à leur naissance et démontrent un intérêt à la grossesse de leur fille, d'autant plus si les parents sont divorcés, car le contact se fait directement. La mère est souvent une personne de référence. Les femmes enceintes souhaitent savoir comment leurs grossesses s'étaient déroulées pour avoir une sorte de comparable. Les mères se dévoileront davantage à travers l'expérience de leur fille. Elles sont présentes pour la plupart des femmes; pour les migrantes nationales et internationales, elles l'ont été par Skype ou en personne, après la naissance. La période périnatale est un moment charnière de transmission des savoirs familiaux et de rapprochement, en contexte migratoire.[175]

---

[175] Fortin et Le Gall, 2007

À travers les échanges avec les futurs parents et lors des fêtes familiales, l'enfant est déjà investi par la famille proche : grands-parents, oncles et tantes, avant même sa naissance. Les changements corporels, indices de l'enfant en devenir, sont scrutés à la loupe et l'intérêt pour connaitre le sexe est marqué.

Pour Sarah, connaitre le sexe permet donc à son enfant d'acquérir une identité dans la famille, avant même de naitre. L'arrivée d'un nouvel enfant crée une extension dans le système familial, amenant des changements sur le plan émotionnel et relationnel, afin de faire une place au nouveau membre.

Par ailleurs, l'accouchement semble marquer un passage important en offrant un espace intime au couple qui ouvre sur la création de sa propre famille. Toutes les femmes, à l'exception de deux, avaient choisi de vivre cet évènement uniquement avec leur conjoint. Toutefois, les grands-parents seront les premiers prévenus de la naissance et parfois même, de l'entrée en travail, car présenter son enfant à ses propres parents revêt une importance particulière. On observe donc un moment de distanciation avec sa famille originelle pour créer son propre noyau familial, puis une réintégration par l'introduction de son enfant auprès des grands-parents.

Les influences familiales. Le rapprochement avec la famille peut exercer une grande influence sur le vécu des futures mères, en particulier par les valeurs véhiculées à travers leurs propres représentations et expériences de la grossesse et de l'accouchement. Ces influences s'exercent sur les choix, tout particulièrement en ce qui a trait au lieu de naissance et au type d'accouchement : « *Ma mère et ma sœur sont… plus médicales. C'est ça : pourquoi avoir mal si tu peux éviter tout ça? Mais on discute, c'est très ouvert…* » [Odile, nat, gyn, med]

En outre, dans des choix cruciaux comportant des enjeux importants où la femme se retrouve confrontée à diverses opinions, à ses désirs et à ses craintes, l'opinion de la famille peut jouer un rôle déterminant dans la prise de décision. Camille avoue que n'eût été les encouragements de sa mère, elle ne serait probablement pas allée au bout de ses désirs :

J'étais très, très insécure, surtout le huitième mois, je ne savais plus quoi faire du tout. Finalement, ma mère m'a dit : « Tu t'es rarement trompée en prenant des décisions dans ta vie ». J'ai tout le temps suivi mon cœur, puis elle a dit « continue là-dedans, tu te connais mieux que personne ». J'étais bien entourée, ça m'a aidée à prendre ma décision. [Camille, nat, sf, nat]

Le modèle familial, surtout s'il y a une entreprise familiale, peut également influencer le mode de vie parentale de certaines femmes. Ainsi, une jeune professionnelle avait décidé de laisser son travail pour devenir mère à la maison : « *Mon but c'est vraiment "femme au foyer". J'aimerais ça ne jamais retourner travailler. Moi, ma mère, elle a fait ça et toutes mes amies, c'est la même chose. Je trouve que c'est rare, mais on est vraiment privilégiées, parce que je pense que c'est vraiment la clé; c'est le calme, la sérénité.* » [Wendy, med, gyn, med]

Dans ces milieux, les souhaits que l'enfant puisse devenir la relève sont aussi bien présents même avant sa naissance. Le patrimoine social et culturel façonne la posture individuelle dans la prime éducation et marque la condition personnelle ainsi que le statut social. Les choix faits reflètent l'habitus[176] du groupe d'appartenance. Que la personne choisisse ou non d'imiter ses parents, son identité reste profondément intégrée dans le tissu social plus large de la famille, ce qui influe sur sa perception par rapport au monde.

De plus, les évènements familiaux se produisant au cours de la grossesse, comme une maladie ou un deuil par exemple, ont aussi des conséquences sur le vécu des futures mères :

Ma mère a été diagnostiquée pour la leucémie… c'était des extrêmes. De la joie de grossesse et quelqu'un de proche qui est gravement malade. Elle a dit : « Je veux voir mes petits-enfants et je ne lâche pas. » Il faut vivre l'émotion, ça prend quand même beaucoup de temps, mais après… ça m'a grandi, je peux servir quelqu'un à travers une grossesse. [Miranda, nat, gyn/sf, nat]

---

176 Bourdieu, 2000

Histoire de naissance, histoires de famille. L'histoire de sa naissance, mais aussi la connaissance ou la perception que les femmes ont des expériences de leur mère et des autres femmes de leur famille, influencent leur manière d'envisager la grossesse et l'accouchement :

> *Il n'y a personne dans ma famille rapprochée, à part ma mère, ma sœur, mes belles-sœurs qui ont eu des accouchements normaux. Je me dis : « je vais être l'exception! ». Ma mère avait le même genre de grossesse que moi. Vraiment facile, tout se passait bien. Je me dis que je vais avoir le même accouchement qu'elle, peut-être pas. On verra.* [Jessica, nat, sf, nat]

Les représentations des participantes en rapport avec l'accouchement coïncident généralement avec le vécu de leurs mères. Lorsque les représentations sont positives, les femmes ont tendance à y trouver un renforcement et à avoir elles-mêmes des représentations positives de cet évènement.

Par ailleurs, si le vécu a été difficile, les femmes essaieront en général de s'en distancer :

> *Ma grand-mère, ç'a été épouvantable ses quatre enfants. Puis ça, elle en a parlé souvent! Puis ma mère, je pense que ça a été difficile aussi, par forceps ou ventouse pour ma sœur. De toute façon, ma mère et moi on n'a pas le même corps non plus, donc je me dis se comparer, mais ne pas se comparer en même temps […] Mais il y en a qui disent t'accouches comme ta mère, mais moi j'suis moyennement certaine de ça!* [Annie, nat, omni, ces]

L'expérience de la mère sera aussi déterminante dans les choix du type d'accouchement. Fait surprenant, il est très clair pour Karina, pourtant originaire du Brésil où plus d'une femme sur deux[177] donne naissance par césarienne (OMS, 2016) qu'elle ne souhaite pas subir cette intervention. Elle privilégie accoucher de manière naturelle, tout comme sa mère l'avait fait elle-même, en se démarquant de sa propre

---

[177] Le taux moyen de césarienne était de 56 % en 2007-2014 (OMS, 2016) pour l'ensemble du pays, tout en pouvant atteindre 70 à 80 % dans les cliniques ou les hôpitaux privés (Potter *et al.*, 2008).

culture. Le vécu familial s'avère donc plus fort que les valeurs sociales auxquelles elle a été exposée jusqu'à l'âge adulte. Cependant, Karina entretient des doutes à l'égard de l'allaitement, aussi en lien avec le vécu de sa mère : « *L'accouchement, ça ne me stresse pas du tout, mais ce qui me stresse c'est l'allaitement. Je ne sais pas si ç'a une influence psychologique, mais ça se peut, parce que ma mère, elle a très peu allaité.* » [Karina, nat, gyn, nat-i]

Les expériences de la mère et des sœurs servent souvent de modèles quand vient le temps d'envisager sa propre expérience : « *Ça a tout le temps bien été. À ma grande sœur, ça été plus long, c'est normal c'est le premier, mais elle a tout l'temps eu de beaux accouchements, mais elle a pris les péridurales.* » [Florence, med, gyn, med]

Le vécu familial devient ainsi la norme sur laquelle s'appuyer avant d'expérimenter soi-même. En revanche, pour Wendy, c'est le fait d'avoir vu la cicatrice post-césarienne de sa mère qui a eu le plus d'impact pour l'amener à privilégier un accouchement vaginal au lieu d'une césarienne, qu'elle aurait peut-être demandée, en raison d'une crainte de séquelles périnéales : « *C'est la première fois de ma vie que ma mère me montrait ça. C'est encore visible. Eille! Je ne pensais pas que ça laissait des traces. Je ne sais pas si aujourd'hui c'est mieux fait… mais ça parait encore.* » [Wendy, med, gyn, med]. Toutefois, sa propre histoire de naissance continuait sans doute de l'influencer, car elle appréhendait l'accouchement et disait *« ne pas vouloir se tuer à l'ouvrage »*.

Lorsqu'on compare le vécu d'accouchement des femmes à celui de leur mère, on constate que pour plus des deux tiers (18/25), il est semblable. En général, si les participantes avaient dit que leur mère considérait avoir eu un bel accouchement et en avait gardé un bon souvenir, il en a été de même pour elles. Et celles, dont les mères avaient trouvé leurs accouchements difficiles, ont eu tendance à vivre, elles aussi, un accouchement difficile, même si le déroulement ou les raisons des difficultés ont parfois été différents. Le façonnement des représentations de la femme enceinte se modèle sur la place que le vécu familial occupe dans l'imaginaire.

Outre le facteur héréditaire biologique pouvant parfois être présent, l'histoire familiale, parce qu'elle comporte une dimension affective, est fort prégnante. L'attitude de la mère aurait une grande influence sur la fille, encore plus que ses expériences ou son comportement.[178] Les souvenirs transmis par la mère à sa fille et les histoires orales de grossesse et de naissance jouent un rôle important sur les manières de penser et d'approcher sa propre expérience de grossesse et d'accouchement, à la fois de manière positive ou négative. Ces mémoires peuvent se présenter de manière prévisible ou imprévisible.[179] Parfois, le fait de ne pas en parler peut être marquant, comme ce fut le cas pour Élise dont la mère avait perdu son premier bébé à 39 semaines de grossesse et qui parlait très peu de ses expériences de grossesse et d'accouchement. Ce qui est transmis comme connaissance d'une génération à l'autre est bien évidemment soumis aux contextes social et culturel de chaque époque et est particulièrement lié aux pratiques entourant la grossesse et l'accouchement. Ainsi, un changement social massif peut réduire ou même annuler l'impact de l'influence directe des mères sur leurs filles.[180] Le déplacement de l'accouchement de la sphère privée (domicile) à la sphère publique (hôpital) dans les années 1950 en est un bon exemple.

Que l'on choisisse de répéter le modèle ou de faire différemment, l'influence est là lorsqu'il s'agit d'aborder cette expérience. Toutefois, les pratiques des acteurs relèvent des expériences passées cristallisées sous forme de compétences et de dispositions, mais aussi des contextes spécifiques.[181] Ainsi, Gabrielle, dont la mère ne voulait plus jamais avoir d'enfants après sa naissance, souhaitait au point de départ ne rien ressentir et ce fut après un long cheminement qu'elle en est venue à s'engager pleinement dans son accouchement. Gadamer[182] nous enseigne d'ailleurs que l'être humain se situe dans une tradition qui assure la possibilité du sens en interprétant les expériences selon la place que nous occupons dans notre propre culture et notre propre tradition.

---

178 Thornton *et al.*, 1983

179 Dear-Healey, 2011

180 Moën *et al.*, 1997

181 Lahire, 2012

182 Gadamer, 1996

Une analyse du modèle de transmission intergénérationnelle mère-fille montre que l'atmosphère familiale au cours de l'enfance et la vie sociale auront un impact sur l'attitude future envers la maternité.[183] Toutefois, la famille procure aussi un contexte social, culturel et économique offrant l'opportunité d'avoir accès à un savoir et à des moyens différents qui viendront moduler l'expérience et diminuer ainsi le potentiel de transmission intergénérationnel.[184]

La grossesse peut également raviver des deuils antérieurs ou des conflits infantiles[185] et conditionner certains choix. C'était d'ailleurs le cas pour Isa, dont le père est décédé lorsqu'elle était bébé. Elle devenait très émotive lorsqu'elle était mise en contact avec des témoignages ou des publicités présentant des situations de rapports père-fille ou mère-enfant. De même, Nadine, ayant perdu sa mère à l'âge de huit mois, établissait un lien entre cette expérience et : « *Donc je pense aussi que je suis peut-être à la recherche d'un rôle féminin, présent à côté de moi... que la sage-femme peut m'aider ou m'apporter* ». L'importance de retrouver une présence et le partage de savoirs féminins auprès de la sage-femme[186] devenait pour elle un besoin important, d'autant plus que sa sœur ne voulait pas jouer ce rôle de transmission intergénérationnel. La grossesse et la maternité peuvent donc offrir une occasion unique de guérir certains traumatismes.[187]

Pour mieux comprendre les choix et les actions posées par les futures mères, il faut aussi examiner les rapports entretenus avec les amis et l'entourage puisque tout comme la famille, ils « constituent des micro-milieux de relations intersubjectives où dominent non pas les

---

183 Pouta *et al.,* 2005

184 Moën *et al.*, 1997

185 Bydlowski, 2004; Cailleau, 2009

186 Historiquement, la sage-femme assumait une fonction sociale en partageant son expérience d'accouchement et son savoir féminin avec les femmes. Le partage de l'expérience vécue demeure toujours présent dans le besoin contemporain d'accompagnement (Charrier & Clavandier, 2013).

187 Abram, 2008

rapports instrumentaux, mais les rapports affectifs, moraux et sémantiques, c'est-à-dire générateurs de sens ».[188]

Les futures mères et les amis, l'entourage

Les relations évoluent différemment avec la grossesse, car les champs d'intérêt et les activités changent. Les soirées tardives, la pratique de certains sports ou la réprobation d'une amie à la venue de l'enfant conduisent parfois les femmes enceintes à modifier leur réseau social. Ces interactions sont source de soutien et aussi de conseils qui peuvent avoir des effets sur les femmes.

Les amies : source de référence, de partage et d'influence. En début de grossesse, les futures mères se tournent souvent vers leurs amies pour connaitre les démarches à effectuer, incluant les informations sur les ressources pour le suivi de grossesse. En général, elles se tourneront aussi vers une amie intime pour discuter du vécu personnel de l'accouchement, connaitre le ressenti possible et valider leurs craintes. Les attributs recherchés sont alors : une amie de confiance, calme, qui ne jugera pas.

Bien avant la grossesse, les femmes auront déjà subi les influences des expériences de leurs amies. En effet, les récits d'accouchements foisonnent lors des « partys de filles » à travers les témoignages des premières initiées. Les expériences des amies viendront donc teinter l'imaginaire des femmes et influenceront la manière d'accoucher et le choix du lieu : « *De toute façon j'ai des amies qui ont accouché [...] elles m'ont toutes dit : "Toi... non, prends-la!"* [la péridurale] *Donc, pour moi, c'est assez clair.* » [Gabrielle, med/nat, gyn, nat]

Si certaines femmes trouvent rassurant de ne pas être la première à accoucher dans leur cercle d'amies ou y retrouvent des modèles, d'autres trouvent difficile le jugement des amies lorsqu'elles ont une autre vision de la naissance et font des choix différents :

> *Leurs idées sont tellement arrêtées que j'aime mieux ne pas trop embarquer parce qu'on se fait juger rapidement. Quand on a l'idée d'accoucher avec toute la force de notre corps et de notre senti, on se fait*

188 Bertaux, 2010, p. 41

plus regarder d'travers que celles qui prennent « les péri ». Elle me disait : « Vas-tu prendre la péri? » J'ai dit : « Je ne sais pas, je ne m'enligne pas pour ça ». Puis elle a pointé mon chum et a dit « de toute façon, lui à moment donné, il va dire : piquez-la quelqu'un ». [Annie, nat, omni, ces]

Elles apprennent ainsi à se protéger du jugement et à affirmer leurs convictions personnelles. Ces apprentissages s'inscrivent d'ailleurs dans l'évolution nécessaire à l'acquisition de l'identité maternelle.[189]

L'entourage. Dès l'annonce de leur grossesse, les commentaires de l'entourage fusent souvent, sans même que les femmes les demandent. Comme le mentionne Camille, cela contribue à semer des doutes. D'autres femmes ont dit avoir vécu du stress à la suite de l'évocation de la possibilité de fausse couche. Plusieurs personnes émettent aussi des conseils sur les dangers potentiels à éviter en grossesse ou donnent leur avis sans y être invitées. L'idéologie du risque[190] semble bien intégrée dans la pensée sociale et diffusée à travers le discours de l'entourage qui contribue à l'exercice du contrôle social et culturel du corps de la femme enceinte[191] : « *On entend toutes sortes d'affaires. Tout le monde me dit, "hein, t'es donc bien petite, tu vas accoucher dans trois semaines? T'es sûre que ça va bien? […]"Ah, tu ne voulais pas le savoir [a refusé la 2e échographie], mais là, qu'est-ce que tu vas faire?"* » [Tania, nat, sf, ces]

Ces commentaires créent le besoin de solliciter l'avis d'expert, en l'occurrence la sage-femme ou le médecin, pour être rassurée, tout en procurant le sentiment d'être envahie et dépossédée de son expérience, du moins d'une paix d'esprit difficile à maintenir. Les participantes étaient unanimes à dire que même de parfaits inconnus

---

189 Mercer, 1995; Moore, 2013

190 La modernité technoscientifique a entraîné l'émergence d'une société du risque mise en évidence par le sociologue allemand Ulrich Beck à la fin des années 80. Les risques contemporains, en l'occurrence l'anormalité potentielle, renvoient aux peurs et aux angoisses de chacun. Beck, 2008.

191 Lupton, 1999

les approchent spontanément dès que la grossesse parait et touchent leur ventre sans demander la permission.

La présence d'enfants se faisant rare dans nos sociétés contemporaines contribue sans doute à accentuer ce besoin chez certaines personnes. Le corps enceint est « pris dans le miroir du social, objet concret d'investissement collectif »[192], et le regard des autres confronte. Autant certaines femmes sont fières de montrer leur bedaine et de recevoir des commentaires positifs sur leur apparence, autant ceux portant sur leur allure corporelle les blessent ou les inquiètent. L'apparence d'être grosse, même enceinte, renvoie aux préoccupations liées à la prise de poids et à la valorisation sociale de la minceur, à l'image idéale de beauté ou aux impératifs de la séduction[193] alors qu'être considérée « petite » éveille une anxiété par rapport au développement normal du fœtus. Ainsi :

> Loin de n'être que de l'ordre de l'intimité, le rapport au corps est d'emblée traversé par autrui et par la société, notamment par le biais du regard des autres. [...] Ce n'est pas tant la fatalité de leur biologie qui pèse sur l'expérience des femmes que la puissance des idéologies et normes sociales dominantes.[194]

Si de tout temps, les interdits collectifs ont toujours existé à l'égard des femmes enceintes[195], la médicalisation de la grossesse contribue à fournir à l'entourage, voire à de parfaits inconnus, une légitimité encore plus grande de la nécessité de protéger le fœtus en surveillant sa mère.[196] Pour Gabrielle : « *C'est spécial, c'est comme une étude sociologique, être enceinte. On apprend beaucoup chez les autres.* ***Sur*** *les autres.* » En effet, beaucoup de participantes mentionnent que les femmes qui les abordent ne sont pas vraiment intéressées de les accueillir dans leur expérience et de les écouter, mais sont plus enclines à faire part de leur

---

192 Le Breton, 2012, p. 95

193 Detrez, 2002

194 Quéniart, 1988, p. 140

195 Cailleau, 2009

196 Lupton, 1999; Nash, 2015.

propre vécu ou à interpréter à partir de leurs propres expériences : « *C'est sûr quand tu es enceinte, t'es rendue la propriété de tout le monde. Tout le monde te conte leurs histoires d'horreurs d'accouchement.* » [Daphnée, ind, gyn, ces]

Beaucoup d'histoires d'horreur, comme le mentionne Daphnée, sont véhiculées autour de l'accouchement, ce qui a pour effet de susciter ou d'alimenter les craintes des femmes pour qui c'est la première expérience. Dans un contexte culturel où les connaissances sont limitées, ces histoires contribuent à la construction sociale de l'accouchement en tant que phénomène dangereux et incontrôlable. Après l'accouchement, les réactions spontanées de l'entourage ont trait principalement à la santé du bébé ou à celle de la mère : « *Ils étaient contents que ça se soit bien passé, mais... rien de... "Ah, wow! C'est merveilleux!" Non. Pour les gens "est sortie, est en santé, t'es en santé toi aussi, c'est ce qui compte."* » [Florence, med, gyn, med].

Et l'expérience apparait comme secondaire, surtout si elle a été vécue positivement : « *Quand on a eu un bel accouchement naturel, j'avais l'impression qu'elles n'avaient pas envie que je leur en parle en détail. Les histoires qui tournent mal avaient plus de succès que les histoires qui tournent bien.* » [Mylène, nat, sf, nat]

Il est remarquable de constater que les expériences positives de l'accouchement ne sont pas racontées dans la société québécoise. Ce phénomène est aussi présent au Royaume-Uni[197] et en Australie[198] où l'on constate également une peur générale quant au bien-être de l'enfant.

La rencontre avec les intervenants en obstétrique et en périnatalité

La relation et les rapports entre les participantes avec les différents professionnels se construisent et ces derniers, avec leur propre subjectivité, peuvent influencer l'expérience d'accouchement des femmes durant la grossesse.

---

197 Kay, 2015

198 Fisher *et al.*, 2006

Suivi médical et suivi sage-femme. Les femmes se disent impatientes d'avoir un premier rendez-vous pour leur suivi avec un médecin ou une sage-femme afin d'être rassurées et confirmer leur grossesse. Celles qui sont suivies par un omnipraticien disent trouver réponse à leurs questions, en plus des examens. Elles souhaitent choisir leurs positions en travail ou pour accoucher et ne subir que les interventions nécessaires. Cependant, trois femmes sur quatre seront référées à un collègue ou à un gynécologue-obstétricien pour l'accouchement. Les représentations des omnipraticiens à l'égard de l'accouchement sont partagées entre un acte médical ou un évènement physiologique, ce qui teinte leur relation avec leurs patientes.

Pour sa part, Pascale se sent rassurée puisque son médecin se dit prêt à respecter ses désirs, notamment la possibilité de choisir ses positions lors de l'accouchement. Et Annie, même si elle vient d'être référée à une autre équipe de sept à huit omnipraticiens pour l'accouchement, se sent aussi confiante avec sa nouvelle médecin :

> *Dans l'fond, moi je n'accouche pas en Maison d'naissance parce que j'suis une fille un p'tit peu insécure, mais j'me suis entourée d'un médecin qui est pratiquement… sage-femme, dans la même optique. C'est un peu comme si j'transposais dans le lieu qui est pour moi… plus sécuritaire pour une première naissance, mais sinon j'transferts le même « mood » dans ma tête, j'le vois comme ça […] Ils se remettent un peu dans le bain de la naissance physiologique le plus possible, donc j'trouve que c'est intéressant. Je ne sais pas comment l'dire, mais… elle m'donne confiance puis elle m'inspire.* [Annie, nat, omni, ces]

De son côté, Valérie sait qu'elle accouchera avec l'un des quatre omnipraticiens auquel elle vient d'être transférée par sa médecin de famille.[199] La nouvelle médecin qui la suit se montre réticente à son désir d'accoucher en position latérale et lui parle déjà de déclenchement :

---

[199] Trois femmes sur quatre ont dû être transférées à un autre omnipraticien ou à un gynécologue vers 32 semaines de grossesse étant donné que leur médecin ne pratiquait pas d'accouchement.

J'en ai parlé un p'tit peu à mon médecin. Elle n'était pas chaude à l'idée, mais j'lui ai dit « J'suis due pour le 12 ». C'est sa semaine de garde, c'est un mardi je crois, le 12 août. Elle m'a dit « Si vendredi t'as pas accouché, j'vais t'provoquer. » J'ai dit « Euh, attends! S'il est bien, il y a une raison. Il n'y a rien qui arrive pour rien. » Si l'bébé est là trois, quatre, cinq jours de plus, peut-être que ma grossesse a commencé quatre, cinq jours plus tard… ça reste des chiffres. Faut s'entendre, on a des façons d'voir les choses qui sont parfois différentes. (Valérie)

D'autre part, les femmes suivies par un gynécologue-obstétricien affirment avoir peu d'attentes. Selon elles, le suivi se résume à faire les examens et à répondre aux questions, le tout en cinq minutes. L'accouchement demeure un sujet difficile à aborder, même en fin de grossesse. La présence de résidents ou la perspective d'accoucher avec le gynécologue de garde suscite de l'inquiétude chez certaines femmes :

Moi je m'attends à ce que ça soit assez court comme intervention (rires). En général un médecin c'est un médecin… C'est sûr que moi, j'aimerais ça que ce soit la mienne, parce que je m'entends bien avec elle, je la trouve fine, rassurante et elle a toujours un beau sourire. Si je la voyais arriver, je serais contente. Mais sinon peu importe. Je me dis que déjà je vais avoir un médecin c'est parfait là. (Isa)

Yasmine se dit qu'il faut juste avoir confiance au personnel qui est là : « *ils sont bien formés… ils savent qu'est-ce qu'il faut faire, à chaque moment* ». Ainsi, les femmes s'adaptent pour composer avec la réalité qui s'offre à elles. Comme le mentionne Lacharité[200] :

Dans ce contexte, les mères et les pères ont tendance à subordonner la compréhension de leurs besoins de même que leurs demandes à leur perception de l'offre de services institutionnels : ils ont des besoins de services avant même d'être en contact avec leurs propres besoins. Il s'agit évidemment d'un des effets de l'institutionnalisation de la

---

[200] Lacharité, 2012, p. 35

vie familiale : le fait de privilégier une perspective institutionnelle de leurs besoins aux dépens d'une perspective expérientielle de ceux-ci.

Paradoxalement, plusieurs participantes ayant choisi un suivi avec un gynécologue-obstétricien et souhaitant lui faire confiance émettaient des opinions critiques sur les spécialistes et le système de santé :

> *Dans mes suivis de grossesse il n'y a pas personne qui s'est informé de mes inquiétudes et de comment j'percevais ça. Les gens s'intéressaient à mon bébé. Les gens ne s'intéressaient pas à ce que j'vivais. Mais, c'est le système de santé puis c'est la vie d'aujourd'hui. Vite, faut qu'ça produise, faut être productifs… Ça fait des p'tits bébés angoissés, des p'tites mamans insécures!* [Florence, med, gyn, med]

Par ailleurs, les infirmières de la clinique de grossesse sont une grande source d'information pour les femmes et elles les encouragent à préparer un plan de naissance. Si la plupart des femmes se montrent satisfaites de ces rencontres, d'autres se disent déçues du discours des infirmières : « *Tous les risques, tu sais, il ne faut pas manger si parce que ça, et faut pas faire si…* » [Gabrielle, med/nat, gyn, nat]. Bien que les restrictions alimentaires aient pour but de « produire » un bébé en santé, elles sont aussi vues par certaines femmes comme un agent de contrôle puissant sur l'expérience de grossesse et « reinforced by health professionals […], pregnant women often feel consumed (quite literally) with the 'rules' and regulations of eating ».[201] L'abondance de documentation écrite est également soulignée. Bien qu'appréciées par les femmes, celles-ci ont parfois, comme Wendy, de la difficulté à s'y retrouver : « *Eille! On nous refile à peu près comme l'équivalent d'une brique de pamphlets. Il y a tellement d'informations qu'à un moment donné, tu ne sais plus quoi retenir.* » [Wendy, med, gyn, med]

[201] Nash, 2015, p. 479

Pour l'accouchement, la plupart des femmes s'attendent à ce que l'infirmière soit plus présente auprès d'elles que le médecin.[202] Cependant, certaines craignent de se sentir bousculées, de ne pas être entendues ou de se faire offrir fréquemment la péridurale :

> *Ce sont elles qui vont être là tout le temps. Le médecin va passer quand ça va être le moment, à la fin. J'aimerais ça qu'elles soient gentilles, qu'elles ne m'obligent pas à faire des choses que je ne veux pas, disons que si je peux encore endurer la douleur et qu'elles disent « ah, mais, c'est mieux de prendre la péridurale, parce qu'après t'auras pas le choix, si tu la prends pas maintenant ». Je vais haïr ça, si elles commencent à me dire des choses comme ça, essayer de me faire changer d'idée…* [Karina, nat, gyn, nat-i]

Le suivi avec une sage-femme permet à la fois d'effectuer les examens tout en laissant une bonne place à l'échange. Les femmes disent avoir le temps d'établir une relation de confiance leur permettant de parler de leurs préoccupations. Elles se sentent impliquées et apprécient que leur conjoint soit inclus dans les rencontres : « *On est des personnes intelligentes, on est capables de peser les pour et les contre, puis de décider certaines choses. Moi j'aime l'idée du choix éclairé, même pour les interventions, les tests de diabète, les prises de sang. J'aime tellement le fait qu'il n'y a rien d'obligatoire.* » [Jessica, nat, sf, nat]

Elles sont confiantes de vivre leur accouchement selon leur ressenti et d'être soutenues dans leurs désirs :

> *J'me rends compte qu'avec la pratique sage-femme, il y a plus d'ouverture sur toutes les façons de faire. J'ai une amie qui va accoucher à l'hôpital, puis elle s'est fait un plan de naissance. Elle veut faire respecter ses droits, parce qu'elle a entendu dire que ce n'est pas toujours facile d'accoucher dans la position qu'on veut, puis toutes ces*

---

202 Au Québec, lorsqu'une femme est suivie par un omnipraticien ou un gynécologue-obstétricien, ce sont des infirmières qui assurent les soins durant le travail et l'accouchement sous la supervision d'un médecin ou d'un résident en médecine jusqu'à ce que l'accouchement soit imminent ou qu'un problème surgisse.

choses-là. Moi je trouve ça le fun de ne pas avoir à me préoccuper de ça, justement parce qu'on va y aller au senti. Avec la sage-femme, je sais que tout est possible. Donc, ça ne m'énerve pas. [Ariane, nat, sf, ces]

La continuité relationnelle est appréciée :

Ma sage-femme principale, j'aimerais encore plus que ce soit elle. Elle me connait. J'ai l'impression qu'elle va être capable de me « sizer » un peu. On en parle de l'accouchement, presqu'à chaque rencontre. [Jessica, nat, sf, nat]

Les autres intervenants ou thérapeutes alternatifs. La plupart des femmes vont aux cours prénataux en CLSC[203], dans des organismes communautaires ou en privé. Les animatrices de ces rencontres prénatales transmettent des informations ou font vivre des expériences qui contribuent à l'évolution des représentations et des attentes à l'égard de l'accouchement.

Deux femmes ont eu recours aux services d'une accompagnante à la naissance[204] : l'une, monoparentale, suivie par une sage-femme, tout au long de son expérience pour agrandir son réseau, l'autre, suivie par un gynécologue-obstétricien, pour des cours prénataux privés.

Plusieurs femmes consultent des ostéopathes, acupuncteurs ou autres praticiens alternatifs pour des problèmes de grossesse, un bébé en siège ou pour le déclenchement du travail. Elles apprécient leur contact. Elles reçoivent aussi des conseils ou des avis sur la santé ou sur la grossesse, qu'elles suivent en général.

La contribution des intervenants aux représentations de l'accouchement. Les propos des participantes nous permettent d'entrevoir les représentations des différents intervenants à l'égard de l'accouchement et comment celles-ci s'harmonisent, s'opposent ou

---

203 CLSC : Centre local de services communautaires qui fait partie du réseau de la santé.

204 Une accompagnante est une femme qui accompagne la femme enceinte, la soutient lors de l'accouchement et durant la période postnatale, mais sans assumer le suivi et les soins professionnels (appelée aussi doula).

contribuent à transformer les leurs. Pour les omnipraticiens, la surveillance biomédicale de la grossesse prévaut, bien que l'accouchement et l'allaitement soient vus comme demandant une certaine préparation. À cet égard, l'approche dite « physiologique »[205] de l'accouchement a été discutée avec Annie, et sa médecin lui a suggéré le livre *Une naissance heureuse* écrit par une sage-femme québécoise, ce qui a renforcé son intention de faire confiance à son corps et d'avoir recours à différents outils pour faciliter l'ouverture du bassin. Pour Pascale, qui ne conçoit pas l'accouchement comme une situation médicale, l'intérêt de son médecin envers la périnatalité et sa promesse de respecter ses désirs à l'hôpital le moment venu, s'accorde à ses propres représentations. Toutefois, Valérie prend conscience qu'il y a vraiment divergence d'opinions lorsque sa médecin lui parle, à 36-38 semaines de grossesse, de *stripping* et de l'éventualité d'un déclenchement si elle dépasse la date prévue de l'accouchement. S'y refusant au début, elle finit par céder devant son insistance. La réaction d'Élise à son transfert auprès d'une gynécologue-obstétricienne montre la dissonance entre sa vision d'un accouchement où le contact humain est important de celle d'une intervention médicale. Cette rupture alimente la réflexion qu'elle avait amorcée lors de son cours de yoga prénatal et l'amène à privilégier un « accouchement naturel » en souhaitant ardemment que son bébé qui se présentait par le siège se retourne pour éviter la césarienne qu'on lui a déjà annoncée :

> *J'essayais de lui poser des questions sur les différentes positions à l'accouchement et tout ça puis… Elle a l'air plus arrêtée sur les techniques, dans le sens qu'elle est peut-être plus classique, je ne sais pas, la position classique pour l'accouchement. Mais en même temps elle est ouverte à la discussion […] après ça, c'est parti sur la césarienne donc on ne s'est pas étendu sur le sujet. Mais si tout va bien, j'ai encore des questions à lui poser, à savoir si elle va être à l'aise de faire un accouchement qui est plus…* [Élise, ind/nat, omni, ces]

---

[205] Le terme approche « physiologique » de l'accouchement ou « accouchement physiologique » signifie un accouchement qui se déroule spontanément par opposition à un accouchement médicalisé.

Les représentations des omnipraticiens sont partagées entre l'accouchement vu comme un acte médical et celui d'un évènement physiologique, ce qui influence aussi leurs relations avec la femme ainsi que le respect de leurs désirs. Pour leur part, les gynécologues-obstétriciens assurent la surveillance de la grossesse par différents tests et examens. Avec eux, comme nous l'avons déjà mentionné, l'accouchement demeure un sujet difficile à aborder, même en fin de grossesse. Aux questions posées, la plupart répondent qu'ils agiront au mieux en temps et lieu. Pour plusieurs, l'accouchement semble perçu comme une intervention où leur expertise est mise à contribution. Les femmes demeurent donc dans l'expectative de l'évènement.

Pour leur part, les infirmières des cliniques de grossesse ont à cœur d'informer et de sensibiliser les futures mères aux saines habitudes de vie pour favoriser le bon développement du fœtus. Elles encouragent aussi les femmes à se préparer à l'accouchement et à faire un plan de naissance. Pour cela, un formulaire est même remis dans certains hôpitaux, ce qui suscite des interrogations chez quelques femmes, les amenant à une plus grande recherche d'informations. Certaines infirmières semblent conscientes qu'il existe différentes manières d'accoucher et elles visent à respecter les attentes des femmes à cet égard. C'est ainsi qu'en apprenant que Bianca souhaitait accoucher naturellement, l'infirmière l'a incitée à s'y préparer activement, ce qui lui a suscité un changement de perception.

D'après les témoignages des femmes suivies par des sages-femmes, ces dernières prennent en compte les différentes dimensions de l'expérience de grossesse et d'accouchement. En plus de l'aspect physiologique, les femmes ont l'occasion, à travers les échanges avec la sage-femme, de parler de leur vécu sur tous les plans. Ce qui les amène souvent à prendre conscience de leurs ancrages par rapport à la naissance, à dépasser certaines craintes et à cheminer vers ce qu'elles ressentent profondément. Elles développent davantage de confiance dans leur capacité d'accoucher avec leurs ressources intérieures et leur ressenti. Au moment de donner naissance, elles se sentent l'actrice principale de cet évènement.

Les animatrices de rencontres prénatales des CLSC, d'organismes communautaires ou privés, contribuent à divers degrés dans l'évolution des représentations de l'accouchement par les discours qu'elles utilisent. Les femmes acquièrent des connaissances sur le déroulement de l'accouchement, ce qui permet un apprivoisement du travail et pour certaines, une perception plus positive de la douleur. Elles découvrent des outils pour mieux vivre leur travail et prennent conscience des effets délétères possibles des interventions médicales. Souhaitant ce qu'il y a de mieux pour leur bébé et pour elles-mêmes, certaines femmes en viendront à modifier leur projet d'accouchement. La façon de concevoir la naissance est un construit social qui oriente les différentes perspectives sur l'accouchement tant pour les femmes que pour les intervenants. Les modèles sur la naissance de Davis-Floyd[206] apportent un éclairage sur les tendances qui se reflètent à travers les relations établies entre les professionnels et les femmes. Ainsi selon les propos des participantes, le suivi avec un gynécologue-obstétricien présente plusieurs caractéristiques du modèle technocratique. Par ailleurs, le suivi avec un omnipraticien semble osciller entre les modèles humaniste et technocratique selon les valeurs de chaque clinicien et possiblement son contexte organisationnel. Et l'approche sage-femme tend à se rapprocher du modèle holistique, étant donné l'attention portée à la femme, la prise en compte du caractère multidimensionnel de son expérience, la relation de type égalitaire établie avec elle et les soins individualisés.[207]

Le chapitre suivant nous permettra de mieux comprendre les attentes des femmes et comment elles composent avec le fait de se sentir ou non en contrôle.

---

[206] Davis-Floyd, 2001

[207] Gagnon, 2012; 2013

Personne ne peut fuir son cœur.
C'est pourquoi il vaut mieux écouter ce qu'il dit.
Paulo Coehlo

Chapitre IV
Attentes et contrôle

Comme pour tout projet de vie important, les femmes nourrissent des attentes à l'égard de leur grossesse et de leur accouchement. Aussi, les femmes enceintes se projettent dans leur expérience et espèrent le meilleur, puisqu'il s'agit de l'un des évènements les plus significatifs et transformateurs de leur vie. Dans la culture occidentale et en cette période historique unique qui se caractérise en partie par le droit à l'épanouissement personnel[208], les femmes envisagent avec plus ou moins de détails ce que chaque étape signifie pour elles et pensent à l'avenir, le tout accompagné d'un flot d'émotions alternant entre bonheur et anxiété. Ces attentes sont nourries par la littérature, les médias, leur réseau familial et social, les intervenants rencontrés et elles évoluent au fil des connaissances acquises et des expériences vécues. Les attentes sont un moyen de se préparer à vivre la naissance de l'enfant et à devenir mère; elles sont une forme de socialisation anticipative.[209]

Ces attentes évoluent au fil du temps. Les femmes tentent d'abord de planifier le moment idéal pour concevoir, en tenant compte de leurs projets de vie professionnels et de couple. Une fois enceintes, elles amorcent le suivi obstétrical pour bien faire selon les normes et elles ont recours aux examens de dépistage pour s'assurer d'avoir un bébé « normal ». Leur nouvelle situation les place dans une position ambiguë. Elles se sentent responsables du développement du fœtus et contrôlent leurs habitudes de vie, tout en prenant conscience que la grossesse est un processus sur lequel leur contrôle est limité. Diverses études menées en Australie, au Canada, en Europe, au Royaume-Uni[210] et en Finlande[211] ont montré que le contrôle est une

---

[208] de Singly, 2016
[209] Moore, 2013
[210] Namey & Lyerly, 2010

préoccupation pour les femmes enceintes. De plus, le sentiment de contrôle a été identifié comme l'un des principaux éléments prédictifs de la satisfaction de l'accouchement.[212] Toutefois, les perceptions à l'égard de ce que l'on peut ou non contrôler sont différentes selon les femmes.[213] À la lumière de ce qu'elles nous ont fait part, nous nous sommes intéressées aux différentes zones sur lesquelles nos participantes voulaient ou croyaient maintenir un contrôle ou, au contraire, avaient l'impression de ne pouvoir en exercer aucun. Comment cela s'est-il manifesté en cours de grossesse et dans quelle mesure nos participantes ont tenté de concilier attentes et contrôle?

En grossesse

Si les femmes exercent dès le début un contrôle sur le partage de leur état de grossesse, elles commencent également à négocier leurs attentes en se confrontant à la réalité.

Attentes et réalité. La plupart des femmes anticipaient la grossesse comme une période de félicité et elles se sont frottées rapidement aux contraintes de la réalité (malaises physiques, bouleversement émotif). Confrontées à l'inconnu et placées devant ce qu'elles considèrent comme incontrôlable, plusieurs ressentent un besoin pressant de retrouver un équilibre et de reconquérir du pouvoir sur elles-mêmes et les évènements. Des femmes s'attendent à contrôler en partie ce processus tout comme elles ont le sentiment de contrôler en partie leur vie.[214] La culture du soi repose sur l'individuation et la libération progressive des normes traditionnelles qui ont émergé avec la société industrielle.[215]

Cette version de la subjectivité apporte, avec elle, à la fois de nouvelles possibilités et de nouveaux fardeaux : « D'une part, cela signifie une expansion [...] un gain en termes de portée et de choix.

---

211 Melender, 2006

212 Fair & Morrison, 2012; Namey & Lyerly, 2010

213 Carter, 2010

214 Han, 2015; Lazarus, 1994; Moore, 2011

215 Foucault, 1984

La vie devient à bien des égards plus ouverte et plus malléable. Mais cela signifie également que de nouvelles demandes, de nouveaux contrôles et de nouvelles obligations incombent à l'individu ».[216] Parce que l'on considère désormais que les gens sont davantage responsables des résultats de leur vie, les évènements négatifs sont considérés comme de leur « faute ».[217]

Voyons maintenant, dans les différentes sphères de leur vie et de leur suivi, comment les femmes ressentent à la fois cette perte de contrôle et tentent de l'exercer.

Contrôler la qualité et programmer le jour J. Avoir un bébé normal et en bonne santé est désiré par tous les futurs parents. Rares sont ceux qui n'auront pas recours aux tests de dépistage ou à l'échographie. En même temps, la responsabilité assumée par la future mère à l'égard du fœtus l'amène, dès qu'elle pense être enceinte, à contrôler sa consommation d'alcool, son alimentation et ses habitudes de vie.

Les femmes se trouvent donc dans la position ambiguë de ne pas avoir de contrôle sur le processus de grossesse, mais se considèrent quand même responsables d'un corps qu'elles doivent contrôler pour deux. Les idéaux culturels nord-américains de l'autocontrôle sur le corps et la responsabilité individuelle à l'égard de la santé mènent à la présomption que le corps est contrôlable et que la femme en est responsable.[218] Le corps devient donc contrôlable dans certains contextes et non contrôlables dans d'autres. Les femmes veulent ce qui est le meilleur pour leur bébé et elles ne ménageront pas leurs efforts en ce sens ou ressentiront un malaise si elles ne s'y conforment pas.[219]

La détermination de la date prévue d'accouchement constitue aussi un enjeu majeur en début de grossesse. La datation sera presque toujours révisée lors de la première échographie et les femmes s'y

---

216 Beck-Gernsheim, 1996, p. 140 dans Lupton, 1999, p. 67 [traduction libre]

217 Lupton, 1999, p. 67

218 Carter, 2010.

219 Han 2015; Lupton, 2011

conforment. Même celles connaissant leur date d'ovulation ou de conception n'oseront pas contredire :

> *Le 4 mai, mais dans l'fond moi avec le test d'ovulation, ça aurait donné une semaine plus tard environ. Ils m'ont ramenée comme si j'avais eu un cycle régulier, alors que moi j'suis convaincue j'ai eu un cycle de 35 ou 36 jours [...] C'est une estimation [...] j'ai accepté qu'ils m'aient donné le 4 mai, mais dans ma tête, c'est un p'tit peu plus tard, donc si elle veut me déclencher rapidement j'vais dire : « Bien, on peut-tu attendre un peu? », parce que je veux que ça soit le plus naturel possible et laisser la chance au bébé d'sortir par lui-même.*
> [Bianca, nat, gyn, nat-i]

Ainsi, le contrôle médical s'installe dès le début de la grossesse renforcé par les messages de santé publique. Selon Lupton[220], les femmes enceintes des sociétés occidentales sont entourées d'experts les incitant à protéger la santé et le développement de leurs fœtus. Les problèmes pouvant survenir sont souvent attribués aux mères, surtout si elles ne se conforment pas aux recommandations. Il n'est donc pas étonnant que les femmes viennent à douter de leur corps[221] et à manquer de confiance dans leurs propres observations. La grossesse est sous contrôle médical et, culturellement, à travers ces discours, nous en venons à la voir comme potentiellement pathologique et devant être traitée.[222] Toutes les femmes ne sont pas touchées de la même façon par ce pouvoir, mais les relations peuvent alors être comprises comme un processus de négociation.[223]

C'est parti!... à dans 9 mois. Les femmes réalisent rapidement que la grossesse se déroule indépendamment de leur volonté : « *J'étais fatiguée comme plein d'autres femmes, j'imagine, mais c'est vraiment une p'tite perte de contrôle, de la situation, il faut aussi s'abandonner un p'tit peu à ce qui se présente. C'est ça la grossesse.* » [Odile, nat, gyn, med, à 19 sem.]

---

220 Lupton, 2011

221 Lupton, 1999

222 Goodwin-Smith, 201

223 Lorentzen, 2008

Ne pas avoir de contrôle sur le processus de la grossesse cause du stress et de l'anxiété pour certaines femmes. De nouvelles préoccupations font surface et avec elles, s'installent le sentiment de perdre le contrôle de sa vie, du moins tel qu'elles la connaissaient jusqu'à maintenant. Certaines anticipent la perte de liberté et de spontanéité dans leur vie. Elles sont effrayées à l'idée de se sentir indispensables pour leur bébé et de réaliser qu'un autre être va dépendre entièrement d'elle. Le rapport aux autres se modifie et comme nous l'avons vu, elles se sentent tout à coup sous l'emprise des commentaires de l'entourage. La femme enceinte est entourée d'un réseau complexe de discours et de pratiques adressées à la surveillance et la réglementation de son corps. Hébergeant le potentiel d'un autre être humain, elle devient l'objet de l'évaluation des autres et la notion de risque est un élément central du discours de ceux qui l'entourent.[224] Il devient donc difficile pour une femme enceinte de ne pas être aspirée par ces propos. De plus, la femme devient l'environnement dans lequel le fœtus grandit, mais elle ne possède pas l'exclusivité du contrôle, car elle subit l'influence médicale et technologique dans un espace de plus en plus présent.

Perte de contrôle sur son corps, ses émotions, ses pensées. Ressentir de nouvelles sensations et voir son corps se transformer accentuent le sentiment de perte de contrôle sur son corps. Les craintes à cet égard sont amplifiées pour celles qui ont déjà souffert de boulimie ou qui exerçaient antérieurement une maitrise de leur poids par des régimes alimentaires. La nourriture est non seulement un domaine de contrôle du corps, mais c'est également un moyen de le perdre.[225] Cette perte est vécue difficilement. Ainsi, Élise, Florence et Héloïse trouvaient les différents malaises de grossesse envahissants et désagréables. Par ailleurs, ne plus pouvoir s'entraîner avec autant de rigueur qu'avant était source de frustration pour Daphnée, Karina et Héloïse. De même, ne plus pouvoir pratiquer librement leurs sports habituels jugés trop intenses ou à risque accentuait le sentiment de

[224] Lupton, 1999

[225] Nash, 2015

perte de contrôle pour Ariane et Gabrielle. La discipline du corps continue toutefois de s'exercer à travers l'alimentation et l'exercice jugé compatible avec la grossesse. Le corps et l'apparence demeurent sous surveillance et contrôle continu tant de la part des femmes elles-mêmes que des autres, la grossesse accentuant même l'intérêt pour le corps.[226]

Les émotions, surtout celles associées à des sentiments négatifs, ont de la difficulté à être reconnues comme légitimes. Le dualisme cartésien impute des distinctions entre le corps et l'esprit, mais aussi entre le rationnel et l'irrationnel[227], ce qui renforce le fait, pour certaines femmes enceintes, de se sentir à contre-courant des discours dominants et des représentations culturelles de la maternité, qui ont tendance à mettre en évidence le côté positif. Aussi, la variabilité et l'instabilité des émotions ressenties, de même que les anticipations peuvent conduire jusqu'à l'angoisse pour certaines femmes : « *Je ne me sentais pas bien émotivement non plus. J'pensais pas que ça allait à c'point-là impliquer beaucoup d'choses… le travail à long terme… de penser à tout ça… aux relations avec les gens autour de toi qui changent, y a plein d'choses qui changent… tout… tout est différent on dirait.* » [Élise, ind/nat, omni, ces]

Même si toutes ne vivent pas aussi intensément les transformations engendrées par la grossesse, beaucoup sont vulnérables à une perte de contrôle sur leurs pensées et doivent apprendre à composer avec celle-ci : « *Ce qui vient un peu avec la grossesse, c'est le lâcher-prise. Au début je voulais tout savoir et là je ne dis plus "ça va être quoi dans quatre semaines?", je vis ça jour après jour. Je ne me pose pas trop de questions…* » [Miranda, nat, gyn/sf, nat]

Contre vents et marées : s'adapter pour faire le passage

Avec le temps, les femmes en viennent généralement à adopter une attitude de lâcher-prise et commencent à vivre leur grossesse une journée à la fois. Elles disent ne pas vouloir s'empêcher de vivre parce qu'elles attendent un enfant. Elles apprennent à connaitre le

---

226 Lupton, 1999

227 Han, 2015

fonctionnement de leur corps, à s'y ajuster et elles assimilent doucement leur nouvel état.

Parmi les moyens privilégiés pour maintenir un équilibre, des femmes ont exprimé avoir repris le contrôle de soi et de leur vie de femme enceinte en étant plus à l'écoute de leur corps, avec les cours de yoga prénataux notamment. L'usage de moyens pour mieux sentir et comprendre le corps mettrait donc l'accent sur la paix et l'harmonie plutôt que sur le contrôle et la domination du corps.[228] Plusieurs femmes nous ont aussi dit que le lien établi avec leur futur bébé était source de réconfort. Établir des priorités les aide également : « *Quand je suis un peu… émotionnelle, un peu frustrée ou nerveuse… Je pense à lui et tout de suite mon cœur s'ouvre et ça calme, je pense à comment lui, il est bien dans son eau, que c'est calme et doux. Ça ramène rapidement dans le même état.* » [Miranda, nat, gyn/sf, nat]

Se sentir en équilibre, c'est avoir le sentiment de contrôler les différentes sphères de notre vie, d'agir sur les évènements plutôt que de les subir.[229] C'est aussi ressentir que nos comportements sont en cohérence avec nos valeurs et nos aspirations. Ainsi, des femmes comme Camille font avant tout confiance à leur corps pour mener à bien leur grossesse, associant le contrôle de cet évènement au processus lui-même, qu'elles considèrent comme bien fait : « *J'ai des amies qui sont enceintes en ce moment […] [L'une] n'arrête pas de m'agacer : "As-tu fait tel test? As-tu fait une écho?" C'est correct pour elle, mais… elle a besoin de se faire sécuriser. Moi, j'ai plus tendance à faire confiance au processus.* » [Camille, nat, sf, nat]

Certaines femmes, comme l'amie de Camille, s'en remettront à la technologie pour exercer une surveillance et un contrôle. La femme ne possède donc pas l'exclusivité du contrôle, mais le subit à travers le contexte médical et social.

En regard des difficultés vécues, Élise, Bianca et d'autres essaieront de renverser la situation ou comme elles le mentionnent « mettre les chances de leur côté » en utilisant des moyens alternatifs comme la visualisation, certains exercices ou l'acupuncture afin de

---

228 Carter, 2010

229 Palazzolo et Arnaud, 2015

favoriser le retournement du fœtus, par exemple. De même, certaines disent avoir développé une possible force de caractère pour contrer les commentaires ou les regards des autres : « *Ils ont tous leurs histoires d'horreur puis leurs remèdes magiques [...] Je suis rendue... c'est peut-être une force de caractère d'être capable de dire "bon bien ça, c'est toi. Puis moi, on verra".* » [Valérie, nat, omni, med]

Une fois les adaptations des premiers mois franchies et bien installées dans leur grossesse, l'attention et le besoin de contrôle des femmes seront alors dirigés vers l'accouchement.

En prévision de l'accouchement

Bien que certaines femmes préfèrent ne pas penser à l'accouchement en début de grossesse, considérant qu'il s'agit d'un évènement lointain, toutes, sauf une seule, ont des préoccupations en lien avec ce qui pourrait arriver à ce moment, sur le fait d'avoir ou non du contrôle lors de l'accouchement ainsi qu'à la préparation dont elles estiment avoir besoin.

Impondérable ou processus involontaire. L'accouchement apparait comme imprévisible en raison de la possibilité de complications. Les craintes sont bien présentes, alimentées par la notion de risque. Plus du tiers des femmes considèrent l'accouchement comme un évènement sur lequel elles ne peuvent exercer aucun contrôle. La métaphore « faut passer par là » est largement répandue.

L'accouchement s'avère une incertitude dans un monde de contrôle.[230] Derrière l'imprévisible, la notion de risque transparait aussi dans les propos des participantes. « Ne jamais savoir comment ça va tourner » est communément exprimé. Malgré les avancées scientifiques permettant de mieux gérer les situations pathologiques lors de la grossesse et de l'accouchement, ce qui devrait pourtant conforter les femmes, « la crainte du malheur » est toujours bien présente et fait dire à Cesbron et Knibiehler qu'en Occident :

---

[230] Lowe, 2000

> Les futurs parents n'ont pas toujours la ferme conviction que la naissance est d'abord leur affaire et que leur rôle y est premier. Nous vivons encore dans la peur du danger, et pour eux une telle inquiétude justifie une forte délégation de leurs propres responsabilités aux professionnels[231] [...] les hygiénistes, dominant la pensée médicale, et plus largement sociale, vont ainsi imposer une conception « sécuritaire » de l'accouchement qui relève de la liberté surveillée et de la systématisation de l'encadrement médical devenu obligatoire. [...] Cette conception de la médicalisation est alors dominante et très assurée : « Tout accouchement ne peut plus être considéré comme physiologique, que lorsque la femme et son enfant sortent en bonne santé de la maternité ».[232]

Si les menaces d'autrefois liées aux « accidents de la nature » ou à la volonté de Dieu ont été remplacées avec la modernité techno-scientifique par l'illusion que les problèmes peuvent être éliminés par une gestion des risques[233], cela n'en diminue pas pour autant les craintes des femmes. Au contraire, de nouvelles représentations de l'accouchement tout aussi inquiétantes sont suscitées.

Plus du tiers des femmes (9/25) considèrent l'accouchement comme un évènement sur lequel elles n'ont aucun contrôle. Cette fois, elles sont toutes suivies par un gynécologue-obstétricien, à deux exceptions près, et affirment vouloir contrôler au moins ce qui dépend d'elles.

Quelques femmes perçoivent l'accouchement comme une fatalité : « *On n'a pas l'choix! Faut qu'y sorte!* » (Florence). Ou voient son côté inéluctable : « *T'as pas le bébé tout de suite dans les bras, il faut que tu passes par ça.* » (Laurence). Tout ceci est confrontant, alors que

231 Cesbron & Knibiehler, 2004, p. 306

232 *Idem*, p. 122

233 Beck, 2008

l'individualisation procure le sentiment d'exercer un contrôle sur sa vie.[234]

Vers la fin de la grossesse, les perceptions se sont précisées. Les femmes parlent davantage d'un processus sur lequel elles ne peuvent exercer de contrôle, du moins en partie. « Ne pas savoir à quoi s'attendre » est encore présent dans leurs propos. Cependant, ceux-ci sont davantage liés au fait qu'elles n'ont jamais vécu l'expérience d'accoucher. Et malgré la nouveauté de cette expérience, certaines, comme Gabrielle craintive au départ, commencent à devenir plus confiantes en leur possibilité de vivre activement leur accouchement : « *Je ne suis pas obligée de subir et d'attendre que les autres fassent quelque chose pour moi. J'suis capable… mon cerveau va être encore là!* » [Gabrielle, med/nat, gyn, nat]

Durant les dernières semaines, les femmes sont préoccupées par le fait de ne pas connaitre le moment exact où le travail va débuter. Reconnaitre le bon moment pour se rendre à l'hôpital cause aussi de l'inquiétude. Les réactions sont variées. Certaines se disent « *ça arrivera quand ça arrivera* » alors que d'autres en font un élément anxiogène, surtout si elles pensent que leur conjoint pourrait être difficile à rejoindre le moment venu.

Appréhender ses réactions. Au cours des entretiens, près du tiers des femmes (7/25) ont dit craindre de ne pas avoir de contrôle sur leurs réactions physiques ou émotives, se sentant vulnérables dans une situation nouvelle où elles n'ont pas de références. Daphnée, qui quelques années auparavant ne voulait pas avoir d'enfant en raison de sa peur d'accoucher, craint maintenant de paniquer : « *Je me demande si je vais être capable de bien respirer comme il se doit […] Je suis sûre que je vais perdre un peu la tête. En tout cas, j'ai l'impression que ça doit faire tellement mal, il va peut-être me manquer une petite partie de mon rationnel.* » [Daphnée, ind, gyn, ces, à 35 sem.]

Pour sa part, Gabrielle considère que son corps peut réagir hors de sa volonté en situation de stress et elle se base sur son expérience passée pour dire : « *C'est tout l'temps ça, je l'ai appris au fil du temps que, si je*

234 Giddens, 1991

ne comprends pas, si je ne sais pas, c'est là que la panique embarque. Donc j'me suis dit que je vais essayer d'avoir le plus d'informations possible, pour être à peu près capable de me concentrer puis me dire "bien, fais face parce que tu peux, c'est ça, c'est ton corps, c'est normal, ce qu'il vit" ». [Gabrielle, med/nat, gyn, nat]

Les réactions, les bruits, ce qui peut sortir du corps inquiètent. Quelques femmes ont mentionné ne pas souhaiter que leur conjoint les voie différemment ou craignent d'évacuer des matières fécales à la poussée.

La nudité, en particulier devant des inconnus, accroît leur sentiment de vulnérabilité. Celles qui entretiennent une vision dramatique de l'accouchement redoutent particulièrement les cris, à la fois pour leur conjoint et les intervenants. Elles identifient les cris à une perte de contrôle d'elles-mêmes. Les femmes reproduiraient une identité féminine intériorisée qui les empêche d'exercer leur pouvoir de demander de l'aide et du soutien, parfois même à leur partenaire.[235]

Quelques femmes envisagent aussi que des facteurs psychologiques, parfois inconscients, pourraient interférer sur leur accouchement. Elles évoquent la peur de devenir mère à la poussée ou d'être trop dans leur côté rationnel.

Le rapport au corps est complexe et la manière de considérer le corps dépend aussi des significations sociales qui lui sont attribuées. La typologie théorique des trois corps de Scheper-Hugues et Lock[236] nous aide à mieux comprendre les craintes individuelles liées aux émanations corporelles lors de l'accouchement dans le contexte de l'idéologie du risque omniprésent autour de la naissance. Les trois corps[237] – individuels, sociaux et politiques – doivent être protégés par une vigilance accrue au sujet des sorties. Quand la menace est présente, les symboles de la maitrise de soi deviennent intensifiés avec

---

235 Martin, 2003

236 Scheper-Hugues et Lock, 1987

237 Le corps individuel réfère à l'expérience phénoménologique individuelle du corps et du soi. Le corps social est une manière symbolique de réfléchir sur les relations entre la nature, la société et la culture. Quant au corps politique, c'est selon Scheper-Hugues et Lock (1987) un artéfact entre le contrôle social et politique.

ceux du contrôle social. Il y a une forte préoccupation à l'égard de la pureté rituelle et sexuelle, souvent exprimée par la vigilance sur les frontières sociales et corporelles. Les individus peuvent exprimer une forte anxiété sur ce qui se passe et vouloir exercer une vigilance corporelle, particulièrement sur ce qui en sort, comme les excréments. Même si l'obstétrique a évolué et que les lavements ne sont plus pratiqués, les femmes conservent dans leur imaginaire cette crainte d'évacuer en public, tout comme ces besoins primaires leur semblent incompatibles avec le maintien de leur dignité et la mise au monde de leur enfant. De même, nous pouvons établir un parallèle avec les sons, les cris ou autres manifestations puisqu'une anthropologie du corps implique aussi les émotions, car elles ont une incidence sur la manière dont le corps et la douleur sont expérimentés. Si les corps individuel et social expriment les relations de pouvoir, c'est toutefois le corps politique qui permet de comprendre la manière, dont la dynamique sous-jacente des trois corps. Pour Foucault[238], le corps politique réfère à la réglementation, à la surveillance et au contrôle des organes dans la reproduction. À travers la médicalisation de l'accouchement, le contrôle sur le corps de la femme s'est institutionnalisé, mais s'est aussi adressé à la discipline individuelle du corps au service de la stabilité collective et de la santé. Memmi[239] mentionne que le mode de régulation est maintenant fortement délégué au sujet à qui on laisse le soin de contrôler sa conduite. Toutefois, ce contrôle s'exerce en résonnance avec les valeurs dominantes intériorisées.

Intervenants-Interventions. La relation établie avec les intervenants et la possibilité de devoir subir des interventions obstétricales jouent un rôle important sur le sentiment d'être ou non en contrôle de son accouchement.

Confiance sur fond de méfiance dans le suivi médical : La plupart des femmes (11/15) suivies par un omnipraticien ou un gynécologue-obstétricien émettent des craintes sur l'attitude des

238 Foucault, 1976
239 Memmi, 2004

intervenants et le recours aux interventions. Elles craignent surtout la prise en charge par le personnel, avoir à se battre pour être entendues ou respectées et se sentir bousculées. Elles anticipent de se faire proposer la péridurale alors qu'elles ne la souhaitent pas ou avant d'être prêtes à la demander. Elles s'inquiètent de manquer d'explications sur les interventions. Elles redoutent également la multiplication des examens par des étudiants en médecine. Elles pensent que le médecin pourrait refuser qu'elles puissent prendre les positions avec lesquelles elles se sentiraient plus à l'aise lors de l'accouchement. La difficulté de s'opposer aux interventions médicales, même d'oser dire ses besoins, est évoquée. De plus, les femmes se sentent responsables et l'idée de prendre une décision ou de refuser une intervention qui pourrait compromettre le bien-être de leur bébé ajoute de la pression : « *C'est sûr que si le médecin dit "il faut absolument qu'on fasse ça" on va dire oui. C'est plate, mais on n'a pas plus de connaissances que ça [...], mais... je ne peux pas dire que je fais confiance aux médecins.* » [Karina, nat, gyn, nat-i]

Pourtant, la plupart des femmes considèrent qu'en fin de compte, elles doivent faire confiance et « laisser aller les choses » : « *J'ai juste envie de dire "advienne que pourra!" C'est hors de mon contrôle, ce n'est pas moi qui décide qu'est-ce qui va se passer vraiment. Faire confiance, mais en même temps, accepter la manière que ça se passe aussi.* » [Gabrielle, med/nat, gyn, nat]

Bien que des femmes puissent faire suffisamment confiance à leur professionnel pour s'en remettre à lui pour la prise de décision lors de l'accouchement, elles peuvent chercher à sauvegarder d'autres parties d'elles-mêmes de peur d'être jugées, surtout si elles ne sont pas dans une relation mutuelle de confiance. Une relation efficace est un processus dynamique englobant les éléments de l'empathie, la réciprocité et l'autonomisation, ayant pour résultat un renforcement mutuel du sentiment de soi.[240]

Parmi les moins craintives des intervenants, Annie et Pascale sont optimistes, car elles comptent sur la réputation d'ouverture de leur omnipraticien. Selon Yasmine, le personnel est là pour informer, les

---

[240] Jordan, 1991; Parratt, 2002

parents demeurent maitres de leurs décisions, même si dans les faits cela s'est avéré beaucoup plus nuancé, alors que Wendy pense se faire prendre en charge :

> *J'ai l'impression que je vais surtout me laisser guider par les infirmières et le gynécologue sur place. Au fond, ce qu'ils vont proposer, je ne pense pas le refuser parce que je me dis que c'est eux qui savent ce qu'ils font, qu'ils en ont vu d'autres et qu'ils en font des tonnes d'accouchements. S'ils me le proposent, c'est clairement dans mon intention, c'est pour me faire du bien. En fait moi, je vais vraiment me laisser faire.* [Wendy, med, gyn, med]

Au-delà de la technologie, la relation entre le médecin et la femme ainsi que l'autorité de l'institution de santé limitent les choix des femmes et par conséquent leur contrôle.[241] Des femmes désireuses de conserver le contrôle de leur accouchement comme Annie et Pascale, font appel à des médecins qu'elles considèrent respectueux de leurs choix. En ce sens, elles rejoignent les constats de Lazarus indiquant que des femmes de la classe moyenne choisissent souvent un médecin qui se démarque du système médical, afin de leur permettre d'avoir un certain contrôle sur leur accouchement.

Bien que l'hôpital soit maintenant le lieu culturellement accepté en Occident pour donner naissance[242], des femmes choisissent des environnements de naissance tels la Maison de naissance ou le domicile parce qu'elles veulent accroître leur sentiment de contrôle durant le travail et l'accouchement.

Le lien de confiance dans le suivi sage-femme : Celles suivies par une sage-femme n'émettent pas de doute quant à la possibilité d'être restreintes ou contraintes lors de leur accouchement. Au contraire, elles disent faire confiance en ses compétences, en son expertise. Elles se voient à l'avant-scène de leur accouchement et perçoivent son rôle :

---

[241] Lazarus, 1994

[242] Larkin *et al.*, 2009

Qu'elles nous soutiennent, qu'elles nous guident. Qu'elles nous rassurent aussi de la progression, qu'on soit mis au courant finalement : ça avance? Les signes sont-ils encourageants? Est-ce que ç'a progressé? De savoir un peu ce qui se passe, comment le bébé va, si ce que je fais, ça a un effet, qu'elles nous guident pour des positions. Si elles ont des trucs à nous suggérer, c'est sûr qu'on va tous les prendre, qu'elles soient rassurantes... guidantes. C'est pas mal ça. Mais avec les sages-femmes je ne suis pas inquiète. Elles ne vont pas nous imposer des choses qu'on ne voudra pas. Ça ne m'inquiète pas. [Mylène, nat, sf, nat]

Une relation de confiance mutuelle s'établit avec la sage-femme grâce à la continuité relationnelle et à la philosophie sous-jacente qui considère que l'accouchement est un évènement normal de la vie.[243] Ceci implique de faire confiance au corps de la femme et au processus de la naissance.

Avis médicaux ou énoncés performatifs : Certains questionnements liés aux examens cliniques ou échographiques viennent semer le doute sur la tournure des évènements et ont aussi une incidence sur le sentiment de contrôle lors de l'accouchement. Ainsi, le fait de se faire dire par le médecin que son bébé sera gros est pris au sens littéral et signifie pour les femmes un accouchement plus difficile.

Le spectre du « gros bébé » a même été la principale motivation pour Camille de ne pas passer d'échographie à 30 semaines, car elle ne voulait pas se laisser influencer par cela. En effet, malgré un pourcentage d'erreur de 16 à 20 % sur l'estimation du poids fœtal par l'échographie[244], il est courant de statuer sur le poids du bébé à naitre et d'en « informer » les femmes, ce qui induit une inquiétude supplémentaire à l'égard de leur accouchement. De telles affirmations lors des consultations prénatales produisent un effet nocebo « en

[243] Parratt, 2002

[244] Leclerc *et al.*, 2014

agissant sur l'imagination, la vie fantasmatique ou les croyances »[245] de la femme enceinte. Ainsi, le conditionnement produit et les attentes peuvent déclencher un effet nocebo pouvant affecter la perception de la douleur.[246]

Grossesse à maturité ou date de péremption : La hantise du déclenchement est présente chez beaucoup de femmes en fin de grossesse et ajoute à leur stress. Les propositions de *stripping* sont fréquentes surtout pour celles suivies par un gynécologue-obstétricien. Et beaucoup, comme Annie, dont le dépassement de terme n'a été que de quelques jours, essaient de favoriser l'entrée en travail de façon naturelle : « *Vu que j'étais en retard, ça faisait comme quelques journées que j'allais monter des escaliers pour stimuler.* » [Annie, nat, omni, ces]

La possibilité d'interventions : L'éventualité d'interventions médicales s'ajoute aux éléments incontrôlables, bien qu'elles soient jugées nécessaires lors de complications, pour avoir un bébé en santé. Par ailleurs, le tiers des femmes se questionnent sur la pertinence de certaines interventions, comme la césarienne ou la rupture des membranes, dont la fréquence leur semble injustifiée. Elles craignent également les effets délétères comme la difficulté de pousser sous péridurale. Gabrielle anticipe la perte de contrôle si elle doit subir des interventions :

> *J'ai une crainte… des interventions. De perdre un peu le contrôle, si on veut […] À un moment donné, tu deviens fatiguée un petit peu et là, l'équipe médicale qui est passée pour te dire « Bien là, ça fait 3 heures, faudrait accélérer un p'tit peu », puis c'est le Pitocin qui embarque […] Ce n'est pas évident parce que c'est l'inconnu et je ne sais pas comment ça va aller. Mais c'est un peu ça, c'est cette crainte de me sentir pousser. Pour que ça aille plus vite ou de ne pas nécessairement être entendue.* [Gabrielle, med/nat, gyn, nat]

---

245 Odent, 2005, p. 150

246 Marchand & Gaumond, 2014

Les attentes des femmes sont liées au mode d'accouchement et à la médicalisation.[247] Ainsi, ces femmes avaient exprimé leur volonté d'accoucher naturellement avec un minimum d'interventions.

Chercher à avoir du contrôle et penser en avoir. À l'égard de la dimension de contrôle lors de l'accouchement, les femmes oscillent entre la perception d'un phénomène hors de contrôle et le fait de chercher justement à en avoir. Quatre tendances se dégagent de leurs propos : 1) elles décrivent le non-contrôle et ne veulent pas de péridurale pour justement avoir du contrôle sur leur accouchement; 2) elles pensent faire de leur mieux et avoir recours au médecin si ça ne marche pas; 3) elles ne veulent pas de jugement et souhaitent vivre leur accouchement dans l'intimité; elles comptent sur leur plan de naissance pour exprimer leurs désirs et en susciter le respect afin d'éviter trop de prise en charge; 4) ne pas avoir de contrôle peut aussi vouloir dire laisser prendre le dessus à son côté animal, instinctif; en ce sens, elles se voient en contrôle de leur accouchement par leur inconscient.

Cependant, toutes les femmes rencontrées souhaitaient avoir du contrôle lors de leur accouchement (16/25) ou envisageaient une préparation (17/25); celle-ci consistait à rassembler les informations, se préparer mentalement et avoir des outils pour gérer la douleur :

> *Avec la visualisation puis le yoga ça m'a aidée beaucoup [...] Ça aide sur la capacité de concentration, quand tu sens bien ton souffle. Si je suis capable d'être bien concentrée, d'avoir une bonne gestion du stress par la respiration, c'était déjà un gros atout.* [Élise, ind/nat, omni, ces]

Quelques-unes ont eu recours à des méthodes de préparation telles l'autohypnose, l'hypnonaissance et la méthode Bonapace.[248] D'autres doutent de l'efficacité d'une préparation :

---

[247] Guittier *et al.*, 2014

[248] Ce sont des méthodes qui préparent les femmes à mieux composer avec la douleur. La méthode Bonapace enseigne des techniques basées sur les

Je pense que c'est pour ça aussi que j'essaie de ne pas trop me préparer, parce que je me dis que je ne sais pas si ma préparation va valoir la peine. Des fois on est sur l'émotion, le coup du moment, on ne veut pu rien savoir. [Laurence, nat, sf, nat]

Pour certaines femmes, le respect du moment choisi par le bébé pour naitre est primordial et elles ne veulent pas d'interférence sur ce qui pourrait l'empêcher de naitre à son rythme.

Plus de la moitié des participantes considéraient tout de même avoir un certain pouvoir sur leur accouchement. Elles étaient, pour la plupart, suivies par une sage-femme. Toutefois, celles suivies par des gynécologues-obstétriciens éprouvaient un plus fort sentiment d'absence de contrôle. Pour certaines, comme Miranda : « *il y a un déclic qui s'est fait. J'ai dit : "si mon corps sait comment produire un enfant, il va savoir comment le sortir"* ». D'autres comme Camille et Héloïse considèrent que le corps a un instinct très puissant auquel il faut faire confiance. Quelques-unes se considèrent fortes, capables, déterminées à bien vivre leur accouchement. Elles s'y préparent comme si elles avaient à accomplir un exploit sportif ou comptent sur leur force intérieure.

Nos participantes font référence à des éléments à la fois intérieurs et extérieurs à elles lorsqu'elles parlent de contrôle.

L'anticipation de pouvoir exercer un contrôle ou non sur son accouchement pourrait être expliquée en partie par le concept de locus de contrôle.[249] En fait, les femmes qui considèrent avoir un

---

principes de la neurophysiologie de la douleur en favorisant la participation du père.

249 Le locus de contrôle est un concept mis en avant en psychologie par Julian Rotter, en 1966, à partir de sa théorie de l'apprentissage social créée « pour rendre compte de la complexité des comportements sociaux humains. Il permet de comprendre pourquoi, parmi la variété des comportements potentiels que peut effectuer un individu, celui-ci réalise tel ou tel comportement » (Phares, 1976 dans Paquet, 2006, p. 97). Il s'agit d'une théorie globale de la personnalité qui prend en compte l'importance des attentes et des renforcements dans la détermination des comportements des individus dans une situation donnée (Paquet, 2006).

pouvoir sur leur accouchement auraient davantage un locus de contrôle dit interne, par opposition à celles qui considèrent n'en avoir que peu ou pas. Ces dernières auraient un locus de contrôle externe, ce qui les amène à croire que l'accouchement ne dépend pas d'elle, mais relève davantage de l'extérieur. Elles sont donc portées à remettre le pouvoir entre les mains des médecins et de la technologie, qu'elles considèrent comme indispensables à la mise au monde de leur enfant. Ceci n'est pas sans nous rappeler la métaphore « Accoucher ou se faire accoucher », utilisée au Québec, pour illustrer le pouvoir de la femme par opposition à celui de l'intervenant. Le locus de contrôle est une dimension importante de la personnalité. Comme d'autres composantes, il faut le voir comme une tendance se situant sur un spectre plutôt que dans une dichotomie.[250] Ainsi, certaines personnes pourront, selon les évènements, être plus internes ou externes. Il faut prendre en considération simultanément les déterminants personnels et les déterminants situationnels pour comprendre les comportements, ce qui rejoint l'approche interactionniste. Selon Dear-Healy[251], les femmes qui ont un haut niveau de désirabilité sociale et un locus de contrôle externe choisiraient des soins prénataux et des méthodes d'accouchement plus classiques (tests de routine, déclenchement, péridurale) alors que celles avec un locus de contrôle interne et un faible niveau de désirabilité sociale seraient plus à l'aise avec des

---

Le contrôle perçu désigne une croyance dans sa capacité de déterminer son propre comportement, influencer l'environnement et provoquer le résultat désiré, mais non la maitrise effective de la situation. Le locus de contrôle renvoie donc à la notion d'une attente de contrôle (Palazzolo & Arnaud, 2015). Selon Paquet (2006), il existerait une relation entre le désir de contrôle, l'anxiété et le locus de contrôle. Ainsi, les individus pensant contrôler les situations et désirant les contrôler sont généralement moins anxieux. Cependant, un problème peut se poser lorsque ces individus ne possèdent pas les moyens de contrôler la situation ou lorsque la tentative de contrôle reste vaine.

250 Palazzolo & Arnaud, 2015

251 Dear-Healy, 2011

méthodes moins populaires socialement (minimum de tests, accouchement naturel, naissance à la maison, etc.).

Attentes pour l'accouchement. Les femmes ont d'abord des attentes envers elles-mêmes. Elles souhaitent avoir une attitude favorable au bon déroulement du travail en étant calmes. Certaines pratiquent même des techniques pour soulager la douleur dans leur quotidien, lorsqu'il leur arrive de se cogner à un meuble, par exemple. Envisager que le travail se fait par étapes ajoute au sentiment de contrôle, ainsi que le fait de comprendre l'utilité de chaque étape.

> *Pour moi, l'important c'est rester enlignée et de ne pas tomber dans la souffrance. C'est ça que j'ai à faire; le reste, ça ne m'appartient pas [...] Ça a commencé au moment où j'ai compris c'est quoi un accouchement, comment ça se passe physiquement, c'est quoi les clés de succès et la compréhension que le corps sait quoi faire et que toutes les étapes sont nécessaires. Chaque étape est importante en préparation, en ouverture.* [Miranda, nat, gyn/sf, nat]

Même Wendy essaie en fin de grossesse de visualiser de manière positive et envisage maintenant d'exprimer son ressenti : « *Je me suis dit : hey! Wendy, tant pis là! Pourquoi je me retiendrais pour les autres [...] Je me suis dit que j'allais assumer ma façon de réagir, peu importe si c'était extrême, mais bon, à suivre.* » [Wendy, med, gyn, med]

La permission que s'accorde maintenant Wendy est consécutive à la confiance qu'elle acquiert en se familiarisant avec les conditions entourant l'accouchement. Les recherches s'intéressant au pouvoir des femmes durant la grossesse et l'accouchement ont mis en évidence que leur pouvoir est dans les connaissances qu'elles possèdent ou développent.[252]

Les attentes envers les intervenants sont la possibilité d'être mobile et de choisir librement ses positions, d'être informée sur le déroulement du travail et sur les actions qu'elles peuvent poser pour gérer la douleur. Répondre clairement aux interrogations, leur permet de comprendre et demeure la base pour accroître leur sentiment de

---

[252] Moore, 2011

contrôle. L'ambiguïté est perçue comme intolérable : « *On espère avoir un médecin qui est directif et qui va bien expliquer au fur à mesure. Par exemple : "T'as deux solutions, la première c'est ça que ça fait puis la deuxième c'est ça"... Je ne veux pas entendre "des peut-être que là".* » Roselyne, 29 ans, prof., ind, gyn, ces]

L'avalanche d'informations survenue avec la modernité et la multiplicité des points de vue a eu pour effet de contribuer à créer chez certains individus une plus grande anxiété.[253] L'intolérance à l'ambiguïté pour Roselyne pourrait donc être consécutive aux croyances suscitées par le discours de toute-puissance de la médecine moderne à résoudre les problèmes.[254] Par ailleurs, l'option qui s'offre aux femmes rencontrées pour négocier avec le personnel apparait être pour quelques-unes d'user de stratégie en posant des questions afin d'éviter l'affrontement ou d'éveiller les susceptibilités. Elles voient ainsi la possibilité de mieux comprendre les évènements et de prendre part aux décisions plutôt que de les subir. Le conjoint est également vu comme gardien des attentes et médiateur auprès des intervenants afin que la femme puisse rester concentrée sur le travail.

Planifier ou voir sur le moment. La plupart des femmes expriment qu'elles verront, rendues au moment de l'accouchement, comment agir. La plupart s'en remettent au médecin ou au personnel qui, d'après elles, sait quoi faire. Au temps 2 des entretiens, trois discours différents se profilent : 1) suivre son ressenti le moment venu (en général, elles sont suivies par une sage-femme); 2) ça ne sert à rien de programmer, elles verront avec le gynécologue; 3) faire un plan pour voir où on s'en va en tant que couple.

La plupart des femmes avec un suivi médical font un plan de naissance, même si elles doutent de son efficacité : « *J'en ai fait un, mais je ne suis pas sûre qu'on va l'utiliser, c'est bien controversé, les plans de naissance, parce que c'est le désir finalement des parents.* » [Isa, ind/nat, gyn, med]. Effectuer cet exercice a pour avantage de susciter une réflexion qu'elles partagent aussi avec leur conjoint.

---

253 Giddens, 1991; Moore, 2013

254 Foucault, 1976

Ces femmes considèrent davantage le plan de naissance comme un moyen de faire connaitre au personnel hospitalier leurs désirs, mais surtout ce qu'elles ne veulent pas, alors que le médecin demeure le maitre d'œuvre et se montre souvent peu intéressé à en discuter préalablement. Les femmes sont souvent confrontées à un certain contrôle des autres au sujet de leurs désirs d'accouchement et de leurs plans de naissance.[255] De plus, lorsque le médecin ne prend même pas la peine de regarder ce plan, l'autonomie de la femme est compromise et l'autorité médicale est renforcée.[256]

Le pouvoir médical sur l'accouchement s'exerce donc dès la grossesse, en réaction aux désirs manifestés par les femmes à cet égard. D'un exercice pouvant favoriser la participation aux décisions et l'autonomie des femmes, le plan de naissance devient, à travers son traitement, un outil à l'apprentissage d'un mode de socialisation pour la future parturiente. Le pouvoir continue toujours d'être bien présent par l'autorité de l'expert, parfois malgré de bonnes intentions. Le mode de communication et les stratégies dont nous ont fait part les femmes rencontrées illustrent les tergiversations et les stratagèmes que les plus résolues doivent d'ores et déjà mettre en place pour avoir voix au chapitre. Et les autres femmes, plus craintives, plus timides, se résigneront à accepter silencieusement ce qui leur sera proposé en se convaincant que les experts savent et feront ce qu'il y a de mieux.

Un corollaire : la confiance. La notion de confiance est fréquemment évoquée simultanément à celle de contrôle, mais de manière tout à fait différente. Ainsi, les femmes qui considèrent ne pas pouvoir exercer de contrôle accordent leur confiance aux intervenants présents :

> *Je fais confiance quand même beaucoup aux médecins. J'en ai parlé avec mon médecin, pour voir ce qu'elle voyait par rapport à ça. Comme elle disait : « Tu sais, je ne te fais pas une césarienne si tu n'en as pas de besoin. Je ne prends pas la ventouse ou les forceps si je ne vois pas*

---

[255] Moore, 2013

[256] Campo, 2010

l'intérêt. Tout est dans l'intérêt de la mère et du bébé ». [Isa, ind/nat, gyn, med]

D'autre part, celles qui croient avoir du contrôle se répètent qu'elles devraient être capables. Elles disent faire confiance en la vie et se réfèrent à des expériences jugées difficiles ou intenses où elles ont connu du succès. Huit femmes sur onze suivies par des sages-femmes se font confiance, contrairement à celles (2/10) suivies par des gynécologues-obstétriciens. Celles ayant un suivi avec un omnipraticien veulent prendre leur accouchement en main. Cependant, elles éprouvent des inquiétudes qui les amènent à accorder davantage de confiance au médecin et à l'hôpital pour leur toute première expérience.

La confiance dans le spécialiste est bâtie « sur la confiance accordée aux systèmes abstraits; c'est une confiance acquise, par nature, par le biais de la "garantie de fiabilité" d'un savoir-faire confirmé. »[257] Ainsi, se confier au médecin est avant tout avoir foi dans un savoir expert auquel le profane n'a pas véritablement accès dans un univers perçu comme risqué. Cette confiance est aussi acquise dans la relation, si relation il y a.[258] Pour Ricœur[259], il doit s'établir un pacte de soins basé sur la confiance mutuelle pour que l'alliance existe.

Selon diverses études, la confiance en ses capacités est un élément prédicteur d'une expérience d'accouchement positive[260], ce qui concorde avec nos données. Au fur et à mesure de leurs expériences, beaucoup de femmes apprennent à se faire confiance. Pour certaines ce sera durant la grossesse, à certains moments charnières ou au fil du temps à travers une réflexion personnelle suscitée par différents évènements :

Au début pour le style d'accouchement j'aurais dit, c'est sûr qu'un accouchement naturel c'est le mieux, mais je ne vais pas faire tout un drame si j'ai une épidurale, mettons. Parce que c'est un sujet que je ne

---

[257] Giddens, 1994, p. 90 [traduction libre]

[258] Fortin, 2013

[259] Ricœur, 2001

[260] Karlström *et al.,* 2015; Larkin *et al.*, 2009

connaissais pas beaucoup dans le fond comparé à aujourd'hui. Mais là, j'ai découvert que plus ça allait, tant qu'à me mettre dedans j'avais l'impression de... aussi bien d'y aller à fond, de découvrir justement ce que je suis capable de faire là-dedans puis... de se faire confiance, qu'on a cette force en soi. Je voyais ça plus grand encore, plus comme l'expérience de la femme à travers euh... Bien l'accouchement c'est quand même une expérience dans une vie qui est intense, j'imagine que t'apprends à te connaitre beaucoup. C'est sûr qu'avec plus de connaissances, on a pris confiance aussi. [Élise, ind/nat, omni, ces]

La confiance peut naitre à travers la compréhension du processus physiologique de l'accouchement et l'ouverture de soi. Lorsque la femme a une meilleure connaissance de l'accouchement, elle se sent plus en confiance sur la pertinence des décisions qu'elle prend.[261] Par ailleurs, comme nous l'avons constaté lors des entretiens, la capacité de remettre en question est moins importante au moment de l'accouchement, car la femme peut être déstabilisée et manquer de confiance en elle face à une telle puissance dans son corps. Elle peut aussi se sentir dépassée par la technologie médicale habituellement présente dans les accouchements en centre hospitalier. Le contrôle peut être compris comme étant construit à partir de la convergence des connaissances et du pouvoir.[262] Ceci est particulièrement crucial lorsqu'il s'agit d'un premier bébé et est également en lien avec la classe sociale.[263] Cependant, cette expérience a aussi un potentiel de transformation identitaire et les femmes peuvent avoir plus d'*empowerment* pour les naissances subséquentes.[264] L'accouchement est une expérience très réflexive pour les femmes et cela leur permet d'acquérir de nouvelles compétences et d'éprouver des sentiments d'autonomisation.

---

261 Avery *et al.*, 2014; Moore, 2011

262 Moore, 2011

263 Ce sont les femmes de la classe moyenne qui luttent le plus pour le contrôle, car les pauvres sont d'abord préoccupées d'assurer leur quotidien alors que les riches négocient et ne voient pas de problèmes.

264 Zadoroznyj, 1999

Et au moment de l'accouchement

Voyons maintenant si les attentes des participantes à l'égard de leur accouchement se sont réalisées. Et quel a été leur vécu en ce qui a trait à la dimension de contrôle.

L'accouchement rêvé – L'accouchement réel. D'entrée de jeu, il est important de souligner qu'aucune femme ne voulait avoir de césarienne. Les sept femmes ayant donné naissance par césarienne souhaitaient accoucher d'une manière naturelle, sauf Roselyne qui disait vouloir l'essayer, mais « *sans souffrir non plus* ». De plus, elles ont toutes été déçues dans leurs désirs profonds. Ainsi, Annie n'a pu profiter des premiers moments avec son bébé compte tenu des effets de l'anesthésie. Daphnée ne voulait surtout pas avoir de chirurgie et Ariane voulait un processus naturel, alors que Nadine avait besoin, en tant que femme, de sentir la naissance. Pour sa part, Roselyne considère qu'elle a été massacrée et violentée, alors que ça devait être l'un des plus beaux moments de sa vie.

Le vécu des femmes ayant accouché sous péridurale est variable selon chacune. Florence et Wendy souhaitaient avoir une péridurale. Elles se sont senties rassurées après avoir obtenu la péridurale, mais Wendy a trouvé son accouchement difficile, d'autant plus qu'on a eu recours aux forceps. Les quatre autres femmes ayant accouché sous péridurale envisageaient initialement un accouchement naturel. Pour Odile, sous déclenchement, l'application de la ventouse a conduit à une déchirure importante et elle se sent traumatisée de l'accouchement. C'est aussi un déclenchement qui a amené Valérie à demander la péridurale en raison d'une douleur intolérable. Héloïse et Isa ont décidé en cours de travail d'y avoir recours, mais expriment de la déception et de la tristesse.

Sur les douze femmes ayant accouché sans anesthésie, neuf d'entre elles souhaitaient vivre un accouchement « naturel ». Les trois autres disaient le souhaiter et s'y préparaient tout en gardant une ouverture à demander la péridurale. Finalement, dix femmes ont vécu leur accouchement comme elles le souhaitaient. Par ailleurs, Yasmine a voulu demander la péridurale, mais elle était déjà rendue à la poussée. Elle a eu un moment de panique, mais s'est reprise. Elle se dit satisfaite et fière d'elle. Pour sa part, Miranda trouvait que le travail était long, et ne voulant plus ressentir de douleur, elle a demandé un transfert de son domicile vers l'hôpital où, finalement, elle a accouché de manière naturelle. Elle dit avoir vécu un blocage. Selon elle, c'était l'accouchement parfait; elle avait seulement besoin de changer de milieu.

La phase de latence. Celle-ci met les femmes à l'épreuve parce qu'elles sont dans l'expectative du vrai travail. Elles doivent s'habituer à ressentir les contractions et à les vivre seules. Certaines perçoivent cette étape comme un moment qui leur permet d'apprivoiser le travail et se sentent bien chez elles. Pascale utilise la métaphore d'être « *toute seule dans ma petite tanière* » pour décrire cette période. La vie continue, elles s'occupent calmement ou essaient de dormir. Cette phase a une durée variable : de moins d'une heure à plusieurs heures.

Cette phase est aussi vue par certaines comme longue et déstabilisante. Elle peut induire des sentiments de solitude, d'inquiétude et de colère ou d'incompréhension.

> *À partir de 1 heure de la nuit, j'ai eu des contractions pendant 6 heures aux 7 minutes, donc je n'ai pas dormi. J'étais inquiète [...] Puis, j'ai eu des contractions à toutes les 10 minutes, sans exception. Le jour, la nuit... c'était infernal. J'étais rendue à bout. Ça faisait 36 heures que j'étais en contractions, ici à la maison, puis que ça n'avançait pas [...] les 36 heures de travail à la maison qui n'ont servi à rien* [Florence, med, gyn, med]

Le sentiment de solitude a aussi été exprimé par des participantes. Ces sentiments contribuent à accroître le doute sur sa capacité d'accoucher. Si les femmes ne se sentent pas suffisamment soutenues même à distance et en sécurité, il leur sera difficile de se laisser aller dans le travail. Ces premiers moments constituent une étape cruciale, car c'est là que se joue le fait de se sentir ou non en contrôle dans son expérience.

Calculer les contractions pour être en mesure de se rendre au bon moment au lieu choisi pour la naissance est aussi une préoccupation importante. C'est souvent le conjoint qui s'en charge.

Confrontée au travail. Une attitude positive envers le travail permet à la plupart des femmes de rester calmes et relaxes pour accueillir les contractions. Vivre cela un pas à la fois leur permet de s'adapter à la force des contractions, même si celles-ci augmentent d'intensité : « *J'ai eu un très bel accouchement. Je prenais les contractions une à la fois […] j'étais quand même restée assez concentrée, assez calme… c'est sûr qu'il y a la douleur qui vient avec, ça fait partie de la "game", mais, je n'ai pas eu crainte ou de peur, j'y allais vraiment étape par étape.* » [Yasmine, ind, gyn, nat-i]

Réaliser qu'elle conserve sa capacité de réfléchir donne à Valérie un sentiment de contrôle et lui permet d'être dans l'instant présent. Peu à peu s'installe un état méditatif qui fait que, généralement, les femmes se sentent plus en contrôle : « *En travail j'étais un peu méditative. Quand la contraction venait, je la prenais puis je faisais juste me concentrer pour expirer, d'ouvrir le col, j'en prenais une à la fois. Je me sentais plus en contrôle… je me sentais vraiment bien là-dedans.* » [Camille, nat, sf, nat]

Certaines comme Laurence diront qu'elles étaient dans leurs pensées alors que d'autres, comme Mylène ou Gabrielle, ne pensaient à rien.

L'expression « être dans sa bulle », énoncée à maintes reprises par nos participantes, est définie comme avoir un espace pour soi, séparé du monde, permettant un état de centration. C'est un état recherché pour s'abandonner au travail. Certaines femmes l'ont décrit pour exprimer l'effet ressenti des endorphines permettant de mieux contrôler la douleur. Par ailleurs, trois femmes ayant éprouvé des difficultés lors de l'accouchement, dont deux ayant vécu une césarienne, ont évoqué leur incapacité de parvenir à cet état ou de le maintenir.

Être en contrôle de son expérience veut souvent dire être capable de s'abandonner et laisser le corps effectuer son travail sans opposer de résistance. Aborder le travail avec une perception sensorielle plutôt que cognitive, amène les femmes à un état où l'esprit et le corps sont en harmonie. Elles sont alors en mesure d'être centrées sur ce qui se passe en elles et ne sont pas habitées par la peur. Par ailleurs, les femmes qui entretenaient une vision dramatique de l'accouchement abordent le travail dans la peur et l'anticipation, avec parfois une certaine forme de refus : « *Aux 5 minutes, elles étaient très fortes, puis j'perdais des caillots… J'criais, j'pleurais… Je disais "j'veux pas perdre mon bébé, faites que mon bébé ne meurt pas!" […] J'en ai eu une couple à 2 minutes et j'ai dit "Non! Non! j'peux pu tolérer ça."* » [Florence, med, gyn, med]

Pour d'autres s'installe un mode de combat : « *J'étais vraiment dans un mode… presque de combat, parce que, je parlais à (prénom du bébé) et je lui disais "non, tu ne m'auras pas, non tu ne pousses pas non!"* » [Nadine, nat, sf, ces], tandis que certaines sont dans l'abandon, en particulier si le travail ne progresse pas comme il le devrait :

> *Je me mettais à accepter le fait que ça n'ira pas comme je le voulais, de toute façon je le savais dès le départ qu'on ne pouvait pas contrôler ça. Mais… moi, quand elle a commencé à me dire : « le travail n'avance plus », j'avais tiré « la plug » à off. J'me disais : « il arrivera ce qui arrivera… ce qu'il faudra »* [Roselyne, ind, gyn, ces]

Plusieurs participantes expriment avoir été en communication avec leur bébé durant l'accouchement. Travailler avec le bébé et être avec lui pour le sentir naitre revêtait une grande importance pour des femmes comme Annie, Camille et Laurence. C'est aussi ce qui a permis à Florence et Wendy de mieux vivre leur accouchement : « *À toutes les fois que ma contraction commençait "OK bébé là on travaille fort!" C'est vraiment comme ça que j'ai apprivoisé mon accouchement, on le fait ensemble.* » [Florence, med, gyn, med]

Temps et rythme approprié. Le temps est une dimension importante reliée à la notion de contrôle puisque la durée du travail est indépendante de la volonté. Il prend une signification différente selon chacune. Pour certaines, un travail long semble interminable, alors que d'autres préfèrent le vivre à leur rythme, justement pour conserver le contrôle. Ne pas regarder l'heure est parfois une stratégie : « *Ça, ç'a été ma technique parce que je pense que j'aurais été découragée de checker ça aux 5 minutes. J'essayais de vivre ce que j'avais à vivre […] Quand j'ai vu 5 heures du matin, j'étais là "Ah! non, là ça va aller dans l'autre nuit, c'est sûr."* » [Chloé, nat, sf, nat]

Certaines constatent n'avoir eu aucune notion de temps. Être centrée sur son travail a fait en sorte pour Camille de ne pas voir passer le temps, ou d'être incapable de s'en préoccuper pour Daphnée et Mylène. Toutefois, l'anticipation de la durée conduit des femmes à douter de leurs capacités à se rendre jusqu'au bout. Se projeter dans le temps devient alors intolérable : « *C'était long. C'est sûr que ce n'est pas nécessairement linéaire, ça ne veut pas dire que ça va prendre le même temps après, mais je me suis dit, si ça prend 10 heures de plus, je serai juste plus capable [...] Je voyais plus le fait que je n'aurais pas survécu à ça.* » [Héloïse, nat, sf, med]

Avoir un rythme convenant à ses besoins a aussi été évoqué. Ainsi Karina et Mylène ne pensaient qu'à accoucher rapidement une fois le travail installé et elles sont « *entrées tête baissée* » ou « *en plein dedans* » dans leur travail. À l'inverse, d'autres ne voulaient pas se sentir pressées. Camille, qui a ressenti des contractions pendant au moins 40 heures, dit que ça lui prenait ce temps pour apprivoiser son accouchement et qu'elle sentait aussi que le travail s'accordait au rythme de son bébé. Bianca dit avoir contrôlé la vitesse de son travail en modulant ses positions, ne voulant rien précipiter pour ne pas perdre le contrôle :

> *Après réflexion dans les jours qui ont suivi l'accouchement, j'ai compris que le fait que l'accouchement a été très long, à mon image. Mon corps a pris son temps afin que je puisse supporter la douleur plus facilement, comme je le souhaitais. Lors de l'accouchement, j'ai souvent agi consciemment et inconsciemment dans l'intérêt que rien ne se précipite.* [Bianca, nat, gyn, nat-i]

Au-delà de la notion de temps, les expériences décrites par Karina, Mylène, Bianca et Camille nous amènent à réfléchir sur les liens corps-esprit qui auraient une incidence sur le déroulement de l'accouchement. Quelques expériences similaires à celles de nos participantes avaient aussi émergé dans la recherche de la sociologue Shannon K. Carter[265] lorsqu'elle étudiait les relations de pouvoir et de contrôle sur le corps. Au-delà de la perception d'avoir ou non du contrôle sur son corps, des perceptions alternatives sont apparues, comme « le corps autonome », accomplissant de lui-même sa fonction d'accoucher; « le corps accommodant », permettant de suspendre le travail lorsqu'il devient trop intense et « la collaboration corps-esprit »,

---

[265] Carter, 2010

pour accomplir le travail désiré, le corps agissant en partenariat avec l'esprit pour faire naitre le bébé. Or, les résultats de notre recherche sous-tendent, à travers les propos de Bianca, que ce phénomène peut aussi alterner entre le contrôle conscient et le corps « accommodant ». Nous avons aussi observé que l'expérience liée au « corps accommodant » émerge seulement chez quelques femmes donnant naissance sans médication. C'est comme si le corps suspendait ou ralentissait temporairement les fortes contractions pour procurer une pause à la femme, ce qui lui permet ensuite de continuer et de composer avec la douleur.

La douleur et le contrôle. Les réactions à la douleur en situation réelle sont proches des représentations que les femmes s'en faisaient. Ainsi, l'acceptation de la douleur amène les femmes à mettre en œuvre des moyens pour composer avec elle. L'affronter a permis à des femmes comme Mylène, Yasmine, Karina de vivre leur travail : « *J'me disais « OK, c'est beau… c'est un dernier droit. » J'faisais tout ce que je pouvais pour que ça aille vite. Je n'essayais pas d'éviter la douleur. J'suis vraiment rentrée dedans, face première.* » [Mylène, nat, sf, nat]

Loin d'éviter la douleur, Mylène fait un avec elle. Dans la douleur de l'accouchement, « la tonalité du ressenti est largement sous l'empire du sens ».[266] Cette douleur n'est donc pas « réductible aux contractions, des conditions particulières de signification en modulent l'intensité et le degré ».[267] Ainsi, l'ouverture face à la douleur permet à plusieurs de nos participantes de s'adapter aux différentes phases du travail, malgré l'inconnu d'une première expérience et la crainte de devenir aux prises d'une douleur plus grande qui pourrait devenir ingérable. Jessica nous parle d'ailleurs de paliers de douleur auxquels on s'habitue et qui permettent de repousser les limites qu'on croyait avoir atteintes.

La douleur demeure une expérience subjective. Être présente avec sa douleur ou atteindre un autre niveau de conscience la rend

[266] Le Breton, 2010, p. 205
[267] *Idem*, p. 212

tolérable : « *J'étais un peu dans ma tête, dans mes pensées quand j'avais les contractions… ça m'a permis de bien gérer la douleur.* » [Laurence, nat, sf, nat]

Ces propos font référence à des états altérés de conscience. Ils sont généralement décrits comme se produisant lorsque l'attention est focalisée sur un point précis limitant la prise de conscience des autres éléments présents dans l'environnement. L'altération de l'état de conscience diminue la perception sensorielle négative et permet de garder le contrôle sur l'expérience vécue.[268] Dans ce contexte, il faut nuancer la signification de contrôle. Il s'apparente à ce que Lowe[269] décrit comme le contrôle ultime au cours du travail qui se traduit par la capacité de la femme à renoncer à la maitrise de ses émotions pour ne faire qu'un avec son corps.

Il peut arriver à certaines femmes de se trouver dans une impasse où elles ne savent plus comment composer avec la douleur. C'est ce qui est arrivé à Héloïse, qui dit avoir l'impression d'avoir abandonné son accouchement en plein milieu :

> *Je me sens… ne pas avoir été assez forte finalement, d'avoir… abandonné. Parce que j'avais toujours comparé ça aux courses de longues distances que je faisais… je n'ai jamais abandonné aucune course, même si des fois j'étais blessée. Je me dis : « crime! L'accouchement, ce que je voulais vraiment réussir à faire, j'ai abandonné en plein milieu. » Donc, c'est comme un sentiment de culpabilité. D'un autre côté, c'est quand même vraiment différent, parce que c'est une absence de contrôle. Une course t'as mal. T'as mal au genou, t'es blessée, mais tu décides de continuer puis d'accepter la douleur. Alors que là, la douleur, elle te rentre dedans, puis t'en a aucun contrôle. Faut juste que tu sois capable de gérer ça.* [Héloïse, nat, sf, med]

Ces propos nous amènent à voir la différence entre le libre choix de composer avec une douleur que l'on s'impose soi-même et le sentiment d'être envahie par une douleur inhérente à un processus involontaire et d'avoir à la subir. En effet, dans le sport de

---

268 Parratt, 2002

269 Lowe, 2000

compétition, la douleur est vue comme la matière première de ses performances et la personne accepte « d'entrer dedans » pour réussir.[270] Il se joue alors une reprise en main de son existence.[271] La douleur liée aux contractions, qui elles se manifestent indépendamment de la volonté de la femme, contribue pour Héloïse à créer un sentiment de non-contrôle sur son expérience. Et son expression « *la douleur qui te rentre dedans* » illustre bien sa perception d'un phénomène avec lequel elle ne peut faire corps dans ce contexte. La dualité corps-esprit devient pour elle manifeste alors que, dans le sport, elle parvient à « *rentrer dans la douleur* ». Les propos antérieurs de Mylène font d'ailleurs écho à cette assertion. Plutôt que de lutter contre la douleur, le fait de l'accueillir l'avait rendue tolérable. Donc, être dans un processus physiologique involontaire peut conduire certaines femmes à vouloir opposer leur esprit à leur corps. Dans ces conditions, la douleur peut rapidement devenir insupportable.

Au-delà de la douleur qu'elle ressentait au moment présent, c'est davantage l'anticipation de souffrir et le manque de contrôle sur les évènements qui ont amené Isa à demander la péridurale. Elle se remémore les propos de la résidente :

> *« Je vais aller rompre les membranes, ça va faire avancer le travail. » Puis elle m'a dit : « ça va augmenter tes contractions, ça va être plus intense » et « tu vas en avoir peut-être pour deux heures. Là il ne faut pas que t'oublies qu'il te reste un bon une heure et demie, deux heures de poussée ». Donc il restait peut-être quatre heures de temps. Moi j'étais super fatiguée rendue à cette étape, donc finalement on a demandé la péridurale. J'étais tellement triste de le demander, ça m'a fait de la peine… j'ai paniqué un peu. J'me disais « eille! Comment ça peut être pire là, c'est super intense » Ce n'est pas moi qui contrôle dans le fond, mais si j'avais pu crever mes eaux naturellement, j'aurais aimé ça. Ça m'aurait probablement permis de l'avoir naturel […] Si cette intervention [péridurale] n'avait pas existé, je l'aurais fait, puis j'aurais passé au travers.* [Isa, ind/nat, gyn, med]

---

270 Le Breton, 2010, p. 14

271 Le Breton, 2006

L'intervention d'un tiers, tel qu'un soignant, contribue à altérer l'expérience vécue et à transposer le contrôle acquis par la femme vers un contrôle extérieur auquel elle peut adhérer, ou se voir contrainte de s'y soumettre. Ceci a un impact direct sur la perception de la douleur et ses représentations, car « tant que la femme contrôle son expérience, elle maintient la douleur à un niveau supportable ».[272]

Par ailleurs, Daphnée et Annie ont demandé la péridurale alors qu'elles pouvaient tolérer leurs contractions. Si Daphnée a plutôt cédé aux pressions du personnel médical et au découragement après une erreur d'évaluation de la dilatation, pour Annie, c'est plutôt la fatigue et le découragement liés à la progression extrêmement lente de son travail qui, après de longues hésitations, la lui ont fait demander, pour pouvoir se reposer.[273] Malgré cela, l'expérience de la douleur s'est avérée positive :

> *Non, ce n'était pas de la souffrance, c'était tellement... moi j'ai vraiment aimé ça. J'ai trouvé ça très difficile, mais ça faisait quand même une douleur qui me faisait du bien. On dirait que ça allait puiser une force. Ça allait chercher une grande force en dedans de moi que je ne connaissais pas non plus. J'étais super bien* [Annie, nat, omni, ces]

Son expérience traduit une autre dimension de la douleur, celle correspondant à une révélation d'elle-même. La douleur a de particulier qu'elle est puissance de métamorphose, en modifiant le rapport au monde. Elle crée ainsi un avant et un après de l'expérience, ouvrant sur une identité transformée. « En forçant l'individu à l'épreuve de la transcendance, elle le projette hors de lui-même, le révèle à des ressources propres dont il ignorait l'existence. »[274]

---

[272] Le Breton, 2010, p. 213

[273] Daphnée pensait être rendue à dilatation complète lorsque le résident a constaté que la dilatation était plutôt à 7 cm et elle a finalement eu une césarienne pour décollement placentaire peu de temps après la péridurale. Annie a eu la péridurale à 9cm et une césarienne à la poussée après un échec de ventouse et de forceps.

[274] Le Breton, 2006, p. 218

Trois femmes ont dit avoir atteint un niveau de souffrance intolérable. Odile, sous déclenchement, n'arrivait plus à supporter les fortes contractions induites aux deux minutes. Tania gérait très bien la douleur jusqu'à un arrêt de progression; elle a alors ressenti une pression énorme dans son bassin.[275] Miranda dit avoir vécu un blocage psychologique à un certain moment, puis repris le contrôle au début de la poussée. Même si la douleur était présente pour toutes les femmes, la souffrance a été associée à une douleur devenue insoutenable en lien avec des circonstances particulières, amenant ces trois femmes dans une zone où elles n'étaient plus en contrôle de leur accouchement. La souffrance ressentie était liée soit à un blocage physique, psychologique ou à une médication ayant pour effet de produire artificiellement des contractions.

La douleur induite par médication rappelle la douleur infligée décrite par l'anthropologue Allué. Cette douleur est toujours précédée d'anxiété et chargée d'angoisse, car on ne sait pas jusqu'où ira son intensité. Ainsi, l'ocytocine synthétique sera augmentée jusqu'à ce que les contractions soient très rapprochées. Odile, Karina et Valérie ont été surprises que la douleur arrive si soudainement lors du déclenchement médical du travail. Et Valérie, d'ajouter : « *Tout le long, aux deux minutes. On aurait dit que c'était… un robot, c'était incroyable* ». La douleur infligée correspond aussi à l'archétype du pouvoir de l'autre sur soi[276] et dans le cas présent, du pouvoir de la technologie sur son corps perçu comme déficient.

Par ailleurs, Miranda décrit une expérience de douleur, tantôt souffrance, tantôt extase :

> *À un moment donné, j'ai commencé à dire que je ne pouvais plus et, vraiment un blocage mental. Je ne savais pas, c'était quoi la poussée. Eille! je tough pas ça… dans l'ambulance, j'ai commencé à avoir des contractions aux deux minutes. Et l'intensité… J'étais pour mourir dans l'ambulance (en riant), mais je ne savais pas que j'étais dans les derniers centimètres… j'ai eu une autre contraction, mais j'ai senti que*

---

[275] L'arrêt de progression s'est produit lors de la poussée et Tania a finalement dû avoir une césarienne.

[276] Allué, 1999

ça bougeait dans mon bassin et la sage-femme a reconnu que c'était la poussée. Ce n'est pas comparable. C'est intense, mais ce n'est pas douloureux... j'étais comme dans une bulle... de bien-être et je sentais ce n'était même pas moi qui poussais, c'est comme tout l'univers qui pousse à travers toi. J'ai des bons souvenirs de ça. [Miranda, nat, gyn/sf, nat]

Encore une fois, la crainte de l'inconnu et l'anticipation liées à la durée possible de l'accouchement, s'ajoutant à la fatigue ressentie et au doute sur sa capacité, ont conduit Miranda à refuser de continuer de composer avec la douleur; l'état de souffrance s'est alors installé. Toutefois, le temps de transférer, elle était déjà prête à accoucher. Puis, se sachant tout près de faire naitre son bébé et rassurée par la nouvelle sensation de poussée, la souffrance est devenue intensité, plutôt que douleur. Elle décrit ensuite une expérience « d'ouverture sur le monde », quasi initiatique, qui lui procure un état de bien-être. La douleur, lorsqu'elle est assumée, permet parfois d'accéder à un autre état de conscience, proche de l'extase, qui renverse la souffrance. L'altération des limites sensorielles normales peut changer les perceptions, y compris celle du temps, de sorte qu'un sentiment de plénitude peut se produire.[277]

Par ailleurs, les deux femmes, qui voulaient d'emblée la péridurale, la demandent dès que le travail semble s'activer et qu'elles sont en mesure de l'obtenir. Pour elles, la médication s'avère le moyen efficace d'éliminer la douleur. Même si la douleur physique est absente ou atténuée, la peur ressurgit rapidement et les évènements demeurent difficiles à accepter et à gérer. Et la souffrance est toujours bien présente pour Wendy : « *Ils disent "Profitez-en pour dormir si vous pouvez." Je trouvais que c'était facile à dire, mais tu ne peux pas. J'étais zéro capable de dormir, tu sais quand t'es toujours en anticipation là "Mon Dieu, ça doit s'en venir. Oh boy! OK, ah! oui, là, je souffre."* » [Wendy, med, gyn, med]

Si des femmes envisagent maintenant d'éradiquer la douleur physique de l'expérience d'accouchement, il est paradoxal de constater que la souffrance s'exprime encore malgré l'analgésie. Ce phénomène

[277] Parratt, 2002

avait aussi été observé par la sociologue Béatrice Jacques.[278] Des femmes parlaient de péridurale « qui n'a pas marché » alors que des tests médicaux révélaient le contraire. Il faut préciser ici que ce n'est pas du tout la situation de Wendy, qui en aucun temps n'a mentionné un échec de péridurale. Cela amène à réfléchir. Pour Jacques, il peut s'agir d'une mise en place de stratégies cognitives visant à sauvegarder les représentations et les croyances fondamentales que l'accouchement est douloureux (enfanter dans la douleur), tout en intégrant les nouvelles techniques : « Le sujet fait en sorte de continuer à se représenter et à vivre l'accouchement comme un acte douloureux, pour surmonter la tension morale créée par l'existence de la péridurale, tout en acceptant l'intervention médicale. ».[279] Dans ce cas, la péridurale devient acceptable si la douleur est présente sous forme symbolique et permet d'inscrire son expérience dans l'histoire familiale. Cependant, l'expérience de Wendy semble être d'un autre ordre. Sa mère ayant donné naissance par césarienne, l'accouchement peut donc, de ce point de vue, être vécu en recourant à la technologie médicale. Toutefois, la souffrance est fortement inscrite dans ses représentations liées à l'accouchement jusqu'au point de s'actualiser. Il est donc illusoire de penser que l'absence de douleur physique empêche la souffrance de se manifester.

La douleur est un phénomène complexe qui peut avoir un impact négatif sur l'expérience d'accouchement des femmes, mais qui peut aussi leur donner un sentiment de réalisation et d'accomplissement.[280] Alors que l'élimination de la douleur est parfois vue par la pratique obstétricale comme nécessaire pour créer une expérience d'accouchement positive, des études ont démontré que pour certaines femmes, la douleur est une composante essentielle de l'accouchement qui confère un sens vers la transition à la maternité[281], alors que son absence peut contribuer à un sentiment de perte de contrôle sur le

---

[278] Jacques, 2007

[279] *Idem*, p. 149

[280] Guittier *et al.*, 2014; Larkin *et al.*, 2009

[281] Davis-Floyd, 2003; Lundgren & Dahlberg, 1998

processus du travail et de l'accouchement.[282] La perception de la douleur est influencée par d'autres facteurs tels le contrôle personnel, la confiance en soi et dans les soignants. Des études cliniques ont démontré que la confiance des femmes dans leur capacité de composer avec le travail est un élément clé pour expliquer les variations individuelles associées à la douleur durant le travail et l'accouchement.[283] Les études sociologiques[284] et anthropologiques vont dans le même sens :

> La douleur ressentie n'est donc pas un simple flux sensoriel, mais une perception qui soulève d'abord la question du rapport au monde de l'individu et de l'expérience accumulée à son égard. [...] Elle est simultanément éprouvée et évaluée, intégrée en termes de signification et de valeur. Jamais purement physiologique, elle relève d'une symbolique.[285]

Le rapport à la douleur vécu par nos participantes lors de leur accouchement montre qu'il y a mille et un visages à cette expérience puisqu'elle est avant tout subjective, et reflète les valeurs de la famille, de la société et de la culture. De plus, elle s'articule à un moment précis dans le contexte de vie de la femme, ce qui en soi est singulier. Malgré la perte de ses repères, lorsque la femme se sent en contrôle de son expérience, elle effectue ce passage au rythme de ses contractions. Maher[286] nous rappelle qu'il existe une relation très complexe entre la douleur et la subjectivité où la conscience et l'attention peuvent être intensifiées plutôt que diminuées par l'expérience de la douleur. C'est ce dont plusieurs participantes témoignent. L'expérience de la douleur perturbe clairement les formes cartésiennes classiques de la subjectivité où l'esprit est perçu comme souverain sur le corps.

---

282 Stern, 1997

283 Lowe, 2000

284 Jacques, 2007

285 Le Breton, 2006, p. 14

286 Maher, 2010

Des femmes comme Camille ont d'ailleurs vécu un autre rapport à leur corps et à leur esprit : « *Une fois dans le bain, les poussées étaient de plus en plus intenses. À partir de ce moment, je me suis mise en mode animal... je ne réfléchissais plus, j'étais guidée par mon instinct, je poussais en criant de toutes mes forces, c'était viscéral. Tout ce que je voulais était d'accompagner mon enfant à venir au monde!* » [Camille, nat, sf, nat]

Si au Québec le cri symbolise souvent un côté dramatique de l'accouchement en tant qu'évènement hors de contrôle pour la femme, il a pourtant été évoqué qu'il « est aussi un puissant exécutoire de la peur »[287] qui permet de multiplier l'énergie et d'atténuer leur douleur. Dans notre étude, les participantes déterminées à suivre leur ressenti avaient moins d'inhibition à émettre des sons ou des cris. La plupart des femmes qui se le permettaient, comme Mylène, Camille ou Laurence, du moins sur une longue période, étaient aussi en Maison de naissance avec des sages-femmes. Ces femmes se sentaient tout à fait en contrôle d'elles-mêmes et de leur accouchement. En revanche, comme le mentionnaient Namey et Lyerly[288], le respect de soi est une dimension importante du sentiment de contrôle. Pour certaines, comme Chloé, il signifie le contrôle sur elles-mêmes et la maitrise de soi; donc, ne pas crier ou discipliner ses pensées, alors qu'au contraire, il apparaissait comme un moyen de contrôler l'évènement pour les premières.

La poussée : expérience intense. La poussée est vécue différemment par les participantes, selon le type d'accouchement, « naturel » ou sous péridurale, ainsi que selon l'approche médicale ou sage-femme. C'est particulièrement lors de la poussée que l'on peut constater les différences entre les trois modèles autour de la naissance, soit les modèles technocratique, humaniste et holistique.

Les femmes accouchant de manière naturelle sont d'abord surprises lorsqu'elles ressentent la première envie de pousser : « *L'envie de pousser m'a prise dans le bain. Fallait vraiment que je sorte de là. Je n'étais plus bien. C'était la seule fois que j'ai vraiment eu peur. On ne connait pas...*

[287] Le Breton, 2010, p. 206

[288] Namey et Lyerly, 2010

C'est une sensation… c'est puissant comme senti. » [Pascale, ind/nat, omni, nat]

Le rythme des contractions ralentit généralement. L'envie de pousser peut survenir progressivement ou brusquement. Certaines femmes peuvent trouver cette étape plus douloureuse ou difficile alors que pour d'autres, elle sera plus facile. L'état de surprise force les femmes à se réconcilier avec les différentes perceptions corporelles[289], ce qui s'avère plus difficile si elles ont le sentiment d'avoir perdu le contrôle de leur corps par une envie de poussée fulgurante. Elles peuvent sentir une menace et avoir l'impression que leur corps va s'ouvrir ou se désagréger. La poussée était souvent perçue comme moins douloureuse que le travail, mais cette étape demeurait exigeante. Chloé dit avoir éprouvé la sensation bizarre de devenir *« un petit cube de personne »* lors de la descente dans le bas de son dos et dans ses fesses, comme si tout cet espace était rempli et s'être demandé si son corps allait s'ouvrir ou exploser. Chaque femme doit interpréter les changements qu'elle vit dans son expérience incarnée, en faire une lecture et en dégager le sens pour elle-même.

Les femmes ayant accouché en Maison de naissance ou à domicile parlent d'avoir suivi leur instinct et d'avoir été guidée par la sage-femme seulement lorsqu'elles en sentaient le besoin : « *Je l'ai fait comme je le sentais, je n'ai pas eu de directives de personne.* » [Sarah, nat, sf, nat]

En milieu médical, plusieurs femmes se sont senties dirigées ou contraintes dans la manière de pousser. La plupart des femmes n'ont pas le choix d'être en position couchée et elles ont peu de possibilités de faire ce qu'elles souhaiteraient : « *Je m'étais préparée à pousser sur l'expire et ce n'était pas ça du tout qui était demandé. Je l'ai proposé puis je l'ai essayé, mais ce n'était pas supporté. Donc quand t'es vulnérable, tu y vas avec ce qu'on te dit. Le bébé… J'ai poussé les poumons pleins puis ça a donné ce que ça a donné [déchirure périnéale].* » [Odile, nat, gyn, med]

Sous péridurale, les femmes n'ont pas ressenti la sensation de poussée. Quelques-unes étaient surprises de devoir rester couchées et de ne pouvoir choisir la position pour accoucher ou d'être entourées de plusieurs personnes dans un moment si intime.

---

289 Lupton et Schmied, 2013

Accompagnement et soins lors de l'accouchement

L'accompagnement est primordial et sans doute l'antalgique le plus efficace. Le soutien favorise le recours à des techniques de soulagement et contribue à donner un sentiment de confiance. La relation et les interactions avec le personnel soignant lors de l'accouchement colorent fortement le vécu des femmes.

Les soins médicaux-nursing. Il faut tout d'abord se rappeler que l'une des principales raisons du choix d'un omnipraticien était l'approche. Toutes souhaitaient accoucher de manière naturelle et avoir une liberté de positions. Or, le moment venu, rien ne se déroule comme planifié initialement. Ainsi, au moment d'accoucher, aucun médecin de l'équipe sur laquelle Annie comptait ne sera présent. Elle sera sous les soins d'une résidente et donnera finalement naissance par césarienne. Élise, transférée à un gynécologue comme prévu à 32 semaines, a finalement donné naissance par césarienne, étant donné que son bébé se présentait par le siège. Valérie pour sa part, a consenti à être déclenchée durant la fin de semaine parce que sa médecin insistait. Celle-ci craignait un manque de place au centre hospitalier, au cas où elle dépasserait le terme de 40 5/7 semaines prévu la semaine suivante. Par ailleurs, le médecin de Pascale sera présent, mais: « *J'étais sur le côté, le médecin n'était pas arrivé. Le médecin m'a laissée faire puis à un moment donné il a dit "Essaie-le donc sur le dos". C'était vraiment ma dernière idée, mais ça s'est bien passé.* » [Pascale, ind/nat, omni, nat]

Pour les femmes suivies par un gynécologue-obstétricien, celui-ci dirige l'accouchement au moment où il est présent, c'est-à-dire lors de la poussée. Dans les modèles de soins obstétricaux, l'obstétricien supervise le travail à distance et assiste seulement à la phase finale de la naissance. Il semble étrange que les femmes placent tellement de confiance au médecin qui est absent pour une large part du travail d'accouchement et soient réticentes à parler négativement d'eux.[290]

[290] Campo, 2010

Si Gabrielle a apprécié le gynécologue-obstétricien pour son côté humain et le respect du rythme de son accouchement, le vécu de quelques autres est différent :

> *J'en avais entendu parler. C'est un gynécologue qui est super bon, mais il a une façon très directe de dire les choses si on peut dire. Une chance, parce que ça m'a permis de prendre ce qu'il disait avec un grain de sel [...] Quand je commençais à avoir envie de prendre l'épidurale, j'ai dit « Ah! Combien de temps, ça va durer encore? » Puis lui : « moi j'suis gynécologue, je n'ai pas de boule de cristal ». Donc, c'est le genre de réponse qu'il peut te donner. [...]* [Question] Si vous n'aviez pas été prévenue, ça vous aurait dérangée? *Oui, je me serais dit : « coudonc, j'ai-tu mal dit ça? C'est-tu moi qui suis niaiseuse? »* [Yasmine, ind, gyn, nat-i]

Certains propos, qui peuvent être désobligeants, contribuent à créer un sentiment d'incompétence chez les femmes, comme le fait remarquer Yasmine. Malgré les revendications de celles-ci, les initiatives d'humanisation des naissances, le désir de transformer la relation médecin-patient dans la formation médicale et les bonnes intentions de plusieurs médecins, il est déplorable de constater que l'hégémonie médicale prévaut encore et se traduit de diverses manières. Ce dont témoigne Yasmine n'est malheureusement pas un fait isolé, d'autres participantes ont rapporté des situations similaires. Les études où l'on donne la parole aux femmes continuent de démontrer que l'espace émotionnel entre les femmes et les obstétriciens implique la domination et le déni de la reconnaissance subjective, offrant le potentiel pour le médecin d'établir un rapport paternaliste[291], ou pire, comme on peut le constater, s'autoriser à tenir des propos déplacés ou à des comportements inappropriés. En ce sens, Roselyne est restée très secouée des directives de la gynécologue et de l'impatience démontrée envers elle. En plus, elle a dû vivre une césarienne d'urgence :

> *Elle voulait me crever les eaux... j'avais tellement mal. Je disais : « Non! J'veux pas que tu les crèves » J'étais en train de paniquer. À*

[291] Campo, 2010

un moment donné, elle m'a parlé un peu plus bête. « Là il faut que tu comprennes que moi je te le fais, je suis patiente, mais l'anesthésiste, quand il arrive il n'est pas tout le temps de bonne humeur et il va falloir que tu te calmes. » Je ne sais pas si elle a passé ça sur le dos de l'autre pour me ressaisir. J'ai dit : « bon OK c'est beau ». Elle dit : « Que tu le veuilles ou que tu le veuilles pas, ***J'VAIS*** *te crever les eaux! » J'ai eu l'impression d'être un peu violentée dans mon accouchement.* [Roselyne, ind, gyn, ces]

C'est en parlant avec sa collègue ayant vécu des évènements similaires que Roselyne est parvenue à mettre des mots sur son ressenti. La violence obstétricale, soit le manque de respect et de maltraitance envers les femmes lors de leur accouchement, a commencé à être reconnue par les autorités en santé[292] seulement depuis 2010. Peu d'études sur le sujet ont été réalisées et ce n'est qu'en 2014 que les médias ont traité de la violence obstétricale pour la première fois au Québec.[293] L'attitude des médecins et les gestes posés sans le consentement ou avec peu d'explications sont rapportés par plusieurs femmes, notamment celles ayant subi une césarienne. Ceci rejoint d'autres études portant sur l'état de stress post-traumatique après un accouchement.[294] De plus, la césarienne d'urgence accroît les sentiments d'impuissance et la détresse des femmes.[295]

---

292 Une charte sur les droits des femmes lors de l'accouchement a été rédigée par l'organisation internationale « l'Alliance du Ruban blanc pour une maternité sans risques » et lancée en 2012 lors de la première conférence internationale sur le sujet en Hollande. En 2014, l'OMS a fait une déclaration sur le sujet à l'Assemblée des Nations-Unies et a aussi émis un rapport sur l'état de la situation.

293 Vadeboncœur, 2016

294 Selon des études australiennes, européennes et nord-américaines, le tiers des femmes vivraient une expérience traumatique lors de leur accouchement et 1,5 à 6 % d'entre elles subiraient un choc post-traumatique consécutif à leur expérience (Ayers *et al.*, 2016; Creedy *et al.*, 2000; Paradis, 2014).

295 Ayers *et al.*, 2016; Creedy *et al.*, 2000; Paradis, 2014

Dans la majorité des centres hospitaliers, ce sont les médecins résidents qui gèrent le travail, l'accouchement et la césarienne. Élise en était d'ailleurs surprise au moment d'entrer en salle d'opération. L'expérience peut être vécue différemment selon la relation qui s'installe ou non avec la femme et les informations données au moment des interventions proposées. Ainsi, Karina s'est sentie en sécurité parce que la résidente : « *c'était quelqu'un qui parlait tellement... d'une façon, elle était tellement sécure, elle disait des choses comme si elle savait ce qu'elle faisait.* » alors que, pour Daphnée :

> *Le résident, quand je suis arrivée, il voulait crever mes eaux rendues à 8 cm. Puis je parlais avec l'infirmière. J'ai dit : « Moi je voudrais bien aller prendre un bain. Il veut crever mes eaux, mon travail avance vite, je ne comprends pas pourquoi lui il voudrait provoquer, crever mes eaux ». Elle dit : « Je vois que tu comprends très bien comment ça fonctionne. C'est bon je vais m'arranger ». Elle était comme contente que je comprenne.* [Daphnée, ind, gyn, ces]

Le soutien des infirmières dans la réponse aux attentes des femmes varie considérablement. À son arrivée au centre hospitalier, Bianca avait demandé une infirmière « *habituée aux accouchements naturels* », ce qui a été pris en considération. Elle s'est donc sentie soutenue tout comme Pascale et Gabrielle. D'un autre côté, Isa était contente « *de se faire prendre en charge* ». Selon leurs attentes, les femmes souhaitent être « *laissées tranquilles* » ou « *coachées* ». Certaines infirmières peuvent être des alliées, comme on l'a vu précédemment pour Daphnée, alors que, comme elle le fait aussi remarquer, d'autres agissent différemment : « *Il y a une qui est venue... j'avais l'impression qu'elle essayait de me diriger vers l'épidurale, je la voyais venir.* »

Daphnée, Isa, Roselyne et Karina se sont fait proposer la péridurale sans qu'elles en aient manifesté le désir, ce qui confirme les appréhensions de plusieurs femmes en prénatal. Par ailleurs, c'est dès le début de son travail que Valérie s'est aussi vu offrir la péridurale. Dans les faits, dès que la rupture des membranes est proposée ou qu'un déclenchement est entrepris, le personnel informe que la douleur va augmenter et, conséquemment, propose la péridurale d'emblée. Cette façon d'agir amène des appréhensions et des doutes à la femme sur sa capacité à accoucher sans anesthésie. Bref, de devoir choisir en position de faiblesse est un stress supplémentaire. Ainsi, Karina, sous déclenchement médical, ne voulait pas laisser paraitre ses émotions de crainte qu'on la lui impose : « *je ne peux pas commencer à crier, à avoir trop mal, sinon ils vont me mettre ça et je ne veux pas* ». La perception de Karina va de pair avec celle de la sociologue Dear-Healy voulant que dans la société nord-américaine, si une femme choisit de traiter sa douleur en pleurant ou en criant, elle perd le droit à la prise de décision et donne le contrôle aux intervenants. Selon elle, la profession médicale considère ainsi qu'une femme est en contrôle lorsqu'elle continue à faire ses techniques de respiration : « De ce point de vue, le contrôle de la douleur est essentiellement le contrôle des femmes ».[296]

Le suivi sage-femme. La plupart des femmes se sentaient en confiance, surtout si la sage-femme était expérimentée. Mylène, Camille et Sara rapportent avoir pu faire leur travail à leur rythme avec une présence discrète et peu d'examens : « *C'était une belle liberté qu'on a là-bas. Je l'ai fait comme je le sentais.* » [Sarah, nat, sf, nat]

Des bonnes paroles au bon moment aident Laurence et Mylène à se recentrer et à poursuivre leur travail en étant confiantes. Être encouragée, avoir du renforcement positif a permis à Ariane de se sentir compétente, malgré la césarienne.

> *J'ai été agréablement surprise de l'espèce de force que j'avais […] J'me suis mise à vraiment me laisser aller, puis à bouger et à essayer de ne vraiment pas réfléchir. Puis il y a eu des réactions autour. Les sages-femmes disaient « Ah! Tu sais, tu fais bien ça. Tu bouges bien. Tu fais tout ce qu'il faut » j'avais du renforcement, ça me faisait du bien de me sentir compétente.* [Ariane, nat, sf, ces]

Cependant, une mauvaise communication peut transformer l'évènement ou laisser des traces. Même le non verbal est perçu et peut induire le sentiment d'être jugée. Et le choix des mots est

[296] Dear-Healy, 2011, p. 141 [traduction libre]

important surtout si la femme vit une blessure en rapport avec son vécu. :

> *Ce n'était pas elle, mais l'autre. Je le voyais, quand je disais que je commençais à penser que je voulais aller à l'hôpital, elle restait muette puis elle me regardait... Y'avait pas de dialogue. De dire, pesons le pour et le contre, quoi que ce soit. Je me sentais toute seule là-dedans, puis je sentais le jugement [...] Après ça, quand j'en ai jasé avec ma sage-femme en disant : « qu'est-ce qui serait arrivé si j'avais été ici? » Elle m'a dit : « C'est sûr qu'en Maison de naissance on s'attend à ce que les gens veuillent accoucher de façon naturelle. » Ça m'a vraiment fait chier. « C'est parce que tu penses que je ne voulais pas accoucher de façon naturelle. Je voulais juste ça. »* [Héloïse, nat, sf, med]

Héloïse se sentait particulièrement confiante parce que sa mère avait accouché rapidement. Elle croyait donc être capable de le faire de manière naturelle comme elle. Et elle aurait apprécié que la sage-femme présente au moment de l'accouchement discute ouvertement avec elle des alternatives possibles pour l'aider à composer avec la douleur. Les propos d'Héloïse montrent aussi le bris dans la relation de confiance, car elle ne sent pas la possibilité d'être entendue dans son vécu sans que la sage-femme présume de ses intentions. Elle évoque également le sentiment de culpabilité qui l'a envahie. Celui-ci est fréquent chez les femmes dont l'accouchement ne se déroule pas comme elles le souhaiteraient, que ce soit en regard du recours à la médication ou à des interventions. La pression qu'elles se mettent sur elles-mêmes par leurs attentes les amène finalement à se sentir comme si elles auraient pu changer le résultat ou à douter de leurs décisions.[297] Il est donc important d'en être conscient et d'éviter un discours pouvant être interprété comme un blâme pour les aider à intégrer positivement leur expérience.

De plus, avoir la même sage-femme tout au long de leur expérience fait une différence pour plusieurs femmes. Chloé considère même que cela a probablement facilité son accouchement : « *D'avoir... le chainon, la même personne, nous autres ça nous a satisfaits [...] Ç'a été bien*

[297] Moore, 2013

important. Moi je suis de même, j'aime avoir une connexion avec quelqu'un que tu veux. [...] Ça m'a aidée probablement à accoucher. » [Chloé, nat, sf, nat]

La continuité relationnelle fournit des preuves convaincantes sur le plan de l'amélioration des résultats[298] et des expériences de soins.[299] Les femmes ayant connu la continuité auprès d'une sage-femme montrent aussi un meilleur sentiment de contrôle pendant le travail, moins d'anxiété, une expérience en regard de la douleur plus positive et sont fières d'elles-mêmes.[300]

Les décisions

Comme nous l'avons vu, la plupart des participantes accouchant en centre hospitalier avaient préparé un plan de naissance afin de faire connaitre et respecter leurs attentes par le personnel. Quelques-unes l'ont utilisé, mais dans d'autres cas, il n'a pas servi. Certaines, comme Isa, n'ont pas osé le présenter. La contribution du plan de naissance comme outil favorisant l'autonomie des femmes est donc limitée, voire absente dans certains milieux.

Par ailleurs, Élise réalise être soumise à un protocole opératoire limitatif plutôt qu'être en train de vivre l'expérience d'accouchement souhaité. Selon Hildingsson[301], les pires expériences associées à la prise de décision et au contrôle sont associées à un mode de naissance instrumentale ou à une césarienne, ce qui a aussi été le cas des femmes rencontrées.

---

[298] Une revue Cochrane réalisée à partir de 15 études impliquant 17,674 femmes, indique que les femmes qui ont eu la continuité de soins par rapport aux femmes recevant des soins par une équipe médicale ou des soins partagés, sont moins susceptibles de : naissances prématurées (24 %), de perdre leur bébé avant 24 semaines de gestation (19 %), et de perdre leur bébé à tout âge de gestation (16 %). Par ailleurs, les femmes étaient plus susceptibles d'avoir un accouchement vaginal, et d'avoir moins d'interventions lors de l'accouchement (naissance instrumentale, amniotomie, péridurale et épisiotomie) (Sandall *et al.*, 2016).

[299] Kitzinger, 2016

[300] McLachlan *et al.,* 2015

[301] Hildingsson, 2015

Les femmes qui accouchent avec une sage-femme affirment avoir pris les décisions à partir des informations reçues à chaque étape de leur travail et de leur accouchement : « *Elles suivaient ce que je voulais faire. Elles proposent et c'est moi qui décide.* » [Miranda, nat, gyn/sf, nat]

Les femmes suivies par des sages-femmes n'envisageaient pas de lui donner la responsabilité totale. À cet égard, la préparation physique et mentale, y compris les connaissances sur le processus de l'accouchement, sont nécessaires pour être en contrôle et participer à la prise de décision.[302] Les options possibles doivent aussi être présentées et expliquées.

Dans le milieu médical, certaines femmes ont le sentiment de prendre les décisions en fonction des possibilités s'offrant à elles.

> *Quand elle a percé mes membranes, elle me l'a demandé. Elle a dit « ça te déranges-tu qu'on perce tes membranes? » J'aurais pu dire « non j'veux que mes membranes percent toutes seules », mais j'aurais peut-être été encore… trois, quatre heures de plus. Après ça, « ça te déranges-tu qu'on te donne du Pitocin pour augmenter tes contractions? » J'ai dit : « à la base, je ne voulais pas de médication, mais j'ai déjà la péridurale, puis avec la péridurale ça fait descendre mes contractions. Fait que, si on n'a pas l'choix, donne-moi-en », mais ils nous le demandaient avant de me donner… n'importe quoi.* [Florence, med, gyn, med]

À partir du moment où les femmes ont une péridurale, le spectre des choix et des décisions rétrécit puisque s'ensuit la proposition d'une série d'interventions. Tout comme l'affirment Miller et Shriver[303], elles deviennent parties prenantes et éprouvent un sentiment de contrôle parce qu'elles font confiance à la médecine. Elles ont l'impression que dans la plupart des situations, ce qui a été fait devait être fait et que c'était dans leur intérêt. S'appuyant sur la théorie de Bourdieu, la pratique de l'accouchement peut être considérée comme une pratique sociale, car elle relie les sentiments et les croyances individuelles et le médical comme institution. Les

---

302 Karlström *et al.*, 2015

303 Miller et Shriver, 2012

femmes doivent ainsi négocier leur prise de décision de leur habitus, mais dans les champs qui peuvent limiter ou faciliter l'exercice de leur volonté. En plus de considérer leurs attentes souvent établies en fonction de leur habitus, elles tiennent aussi compte de ce qu'elles croient réaliste et possible pour elles.[304]

C'est au moment d'accoucher que les femmes se sentent souvent plus contraintes : « *Ils m'ont installée dans cette position-là. Ils m'ont dit "tu vas faire ça de même. Tu respires comme ça, tu pousses puis c'est tout là". Donc j'ai juste comme suivi. Tu rentres dans le moule puis : fais-le de même, ça va bien aller.* » [Isa, ind/nat, gyn, med]

Les femmes ne sont pas nécessairement dupes et passives, mais leur autonomie est limitée par leur relation avec leur obstétricien qui augmente la normalisation de la naissance médicale. Comment une femme peut-elle raisonnablement s'affirmer dans une position imposée, avec le médecin entre ses jambes, et l'équipe autour qui dicte comment respirer? Karina ajoute : « *Ce n'est jamais imposé, mais qui va dire, "non, je suis correcte, je veux rester comme ça, même s'il y a un risque, moi je le prends le risque, toute seule". Tu ne vas pas aller contre le médecin, jamais.* » (Karina, 32 ans, prof., nat, gyn, nat-i]

L'expérience de Karina nous informe que les décisions sont souvent prises parce que les femmes pensent qu'elles ne peuvent faire autrement. Elles se sentent impuissantes et en manque de connaissances devant les décisions des experts. Ce n'est pas parce qu'une personne semble accepter volontairement une conduite que cela signifie qu'elle y adhère et le fait sans influence coercitive. Il ne faut pas oublier que les émotions sont au centre du processus de décision.[305] Les femmes consentent donc à s'offrir en otage, car elles ont peur des répercussions possibles pour leur bébé si elles s'opposent à ce qui leur est recommandé. Comme le mentionnait Lupton[306], dans l'idéologie médicale, l'accent est mis davantage sur les besoins du bébé plutôt que sur ceux de la mère. Les femmes s'y conforment, ne voulant pas nuire à leur enfant et en porter seules la responsabilité.

---

304 Larkin *et al.*, 2012; Miller & Shriver, 2012

305 Dear-Healy, 2011

306 Lupton, 2012

Médication et interventions : source de perte de contrôle

La médication peut induire un sentiment de perte de contrôle sur le corps, mais aussi sur l'esprit, en altérant la conscience. L'effet d'un médicament peut se prolonger au-delà de la naissance et peut venir perturber les premiers moments vécus avec le bébé. Des sentiments d'impuissance, de tristesse et parfois d'incompétence s'ajoutent : « *Ç'a pris plusieurs heures avant que j'sois capable de faire des phrases complètes et que j'sente mes mains. Je n'osais pas le prendre, je ne voulais pas lui faire mal ou l'échapper [...] je me sentais droguée.* » [Ariane, nat, sf, ces]

Ces sensations sont amplifiées lors d'une césarienne en raison de la prémédication et de la péridurale ou de la rachianesthésie alors utilisée. Le sentiment d'avoir été droguée était aussi présent pour Annie, au moment même où elle avait formulé le plus d'attentes à l'égard de la naissance, soit la première rencontre avec son bébé. Elle était encore très en colère, huit semaines plus tard, parce qu'elle ne comprenait toujours pas ce qui lui était arrivé : « *Tout était mélangé, je ne savais pas où j'étais. Je ne savais même plus ce qui m'arrivait, c'était dégueulasse [...] Au final, je suis déçue de sa naissance, parce que j'étais pas là. Je n'étais même pas là pour l'accueillir.* » [Annie, nat, omni, ces]

Les interventions ne sont pas souhaitées par les femmes à moins d'urgence ou de nécessité pour la santé du bébé ou la leur. Ces situations sont vues comme hors de contrôle. Toutefois, certaines ont eu à composer avec différentes interventions telles que la rupture des membranes, le soluté, le déclenchement, le monitorage électronique, l'épisiotomie. D'autres, sous péridurale, ont dû avoir ventouse ou forceps, ce à quoi elles ne s'attendaient pas. Le sentiment de vulnérabilité devant les experts est présent lorsqu'on leur propose des interventions :

> *À un moment donné, ils m'ont parlé d'une pilule, parce que je pense que je ne dilatais pas assez vite. Je n'ai pas dit oui tout de suite [...] Au début, on a demandé un délai parce qu'on voulait que ça se fasse naturel, mais un moment donné, on ne voulait pas non plus que ça stagne trop. C'était correct de dire : « on va les rupturer [membranes], ça va aller plus vite ». Les décisions à l'accouchement, c'est toujours... Quand qu'elle m'a offert aussi de déclencher avec l'ocytocine, chose que je ne voulais pas au départ, rendue à ce moment-là dans*

l'accouchement, c'était: « ah! vas-y, fait ce que tu veux, quasiment. Faut que ça finisse. » [Bianca, nat, gyn, nat-i]

Parfois, les interventions entraînent des effets non désirés, en plus d'accentuer la perte de contrôle des femmes sur le cours des évènements. Si des erreurs dans l'évaluation de la dilatation ont amené Odile et Daphnée à douter de leur capacité à accoucher puis à recourir à la péridurale, des accidents de parcours surviennent également.

La résidente dit : « moi ce que je te propose c'est une épidurale puis on va te donner une ocytocine pour que tes contractions soient plus fortes, pour te donner une chance de le donner naturellement parce que ça commence à faire vraiment trop longtemps ». Finalement j'ai accepté [...] À un moment donné, je me suis réveillée et j'ai dit : j'ai l'impression de baigner [...] Elle a tassé le drap et je baignais dans mon ***SANG****! Elle m'a dit que mon placenta a décollé, que j'ai perdu beaucoup de sang, donc elle n'a pas aimé ça [...] et a dit : « je te donne 10 minutes, je reviens puis moi je te propose vraiment une césarienne. Ton bébé son cœur, ça va moins bien. » J'étais bien triste. Ça a été ça à peu près mon accouchement.* [Daphnée, ind, gyn, ces]

Il y a perte de contrôle lorsque le processus physiologique est interrompu. La plupart du temps, on assiste à une cascade d'interventions, c'est-à-dire à un enchainement d'interventions pour pallier les effets produits par les précédentes.[307] L'absence de contrôle et les interventions médicales subséquentes ou inutiles conduisent à des sentiments de frustration et de colère.[308]

L'influence de l'environnement

L'environnement joue un rôle sur le sentiment d'être en possession ou non de ses moyens. Être dans un autre environnement que chez soi ou se retrouver en face d'inconnus est perçu comme difficile et allant à l'encontre du besoin d'intimité : « *Au nombre de fois où... tu te*

307 Campo, 2010

308 Moore, 2011

montres les fesses, puis l'entrejambe à je ne sais pas combien d'inconnus. On était quand même assez nombreux dans la chambre [...] C'est assez paradoxal quand tu y penses parce qu'au fond, t'es entourée de plein de gens. Pour vivre un moment si intime. » [Wendy, med, gyn, med]

En plus d'apprivoiser leur accouchement, les femmes ont aussi à gérer les sentiments suscités par le milieu étranger où elles se retrouvent. Pour certaines, il est difficile de subir les contraintes imposées à la liberté de mouvement : « *Le soluté... J'ai haï ça, parce que je voulais bouger, j'étais attachée à une machine, c'était horrible.* » [Karina, nat, gyn, nat-i]

Être physiquement contrainte ajoute à l'impuissance et exige une énergie accrue pour demeurer centrée sur son travail. En effet, la capacité à s'autoréguler est largement influencée par sa capacité à interagir avec et dans notre environnement.[309]

L'ambiance influence aussi l'accouchement. Chloé, qui a besoin de pénombre pour être à l'aise, compare son accouchement à la maison avec ce qu'elle a observé en milieu hospitalier : « *C'était un éclairage très tamisé. Je n'aurais pas accouché dans une lumière, je m'en rendais bien compte, j'allais dans la toilette, il faisait noir. C'est ça que je voulais, qu'il fasse noir.* » [Chloé, nat, sf, nat]

Le travail est non seulement un phénomène physiologique, mais il est aussi influencé par des facteurs sociaux, psychologiques, environnementaux et culturels.[310] Il est reconnu dans la littérature que l'environnement, comme le fait de pouvoir adopter des positions confortables ou accoucher à domicile, influence le sentiment de contrôle des femmes lors de l'accouchement.[311] De même, sentir qu'elles peuvent exercer un contrôle sur l'environnement s'avère important[312] et contribue au sentiment de sécurité considéré comme essentiel pour permettre aux femmes de se concentrer sur des outils leur permettant de composer avec le travail.[313]

---

309 Dear-Healy, 2011

310 Dixon et al., 2014

311 Green & Baston, 2003; Larkin *et al.*, 200

312 Green & Baston, 2003; Namey & Lyerly, 2010

313 Karlström *et al.*, 2015

Peurs et contrôle

Parfois, lorsque les sensations du travail surprennent, les peurs s'installent et contribuent à créer le désarroi ou des blocages. C'est ainsi qu'après avoir fait un retour sur son accouchement, Pascale dit avoir compris que la peur « *que ça pousse trop fort* » a fait en sorte qu'elle est demeurée couchée et qu'elle n'a pas osé adopter une autre position. Le fait de penser devoir aller encore plus loin dans le processus est parfois aussi insoutenable : « *Comment dire… c'est comme la montagne, elle était trop haute. Je n'y arrive pas. Je ne serai pas capable de traverser ça. J'avais peur d'aller au-delà.* » [Miranda, nat, gyn/sf, nat]

Miranda s'est sentie submergée tout juste avant l'envie de pousser. C'est aussi ce qu'avait observé Dixon *et al.*[314] et les participantes de son étude mentionnaient que le fait de se faire dire « oui, vous pouvez » leur permettait de se concentrer de nouveau.

Pour les femmes sous péridurale, les peurs sont tout aussi présentes. Ainsi, Odile se refuse à dormir afin de pouvoir surveiller le moniteur fœtal pour s'assurer du bien-être de son bébé. Alors que pour Wendy, l'anticipation des complications possibles prend toute la place :

> *Dans ma tête en tout cas, je lui parlais [bébé], on dirait que les yeux fermés, j'étais plus focus qu'ouverts à regarder tout ce monde. C'est surtout à lui que je pensais. J'essayais de parler aussi à je ne sais pas qui se trouve en haut. J'essayais d'envoyer des prières pour que tout aille bien, qu'il soit en santé, mais que moi aussi, parce que ça me faisait bien peur de garder des séquelles de l'épidurale ou de l'accouchement. Donc, je faisais mes prières à qui de droit! Pour essayer que tout se déroule bien.* [Wendy, med, gyn, med]

Il est aussi très difficile pour les femmes de se détacher des sentiments de peur pouvant être perçus chez des intervenants ou induits par eux. Ainsi, Tania, qui a vécu une complication rare lors de son accouchement, a été bouleversée d'apprendre par la gynécologue que son bébé, né en bonne santé, aurait pu ne pas survivre. Et

---

[314] Dixon *et al.*, 2014

Roselyne, encore perplexe sur les raisons de la césarienne, considère que la peur exprimée par la gynécologue fut décisive :

> *On reste quand même avec la césarienne d'urgence… En même temps je me dis, est-ce que c'est parce que vraiment elle [la gynécologue] avait…, bien, elle me l'a dit avant de descendre : « j'ai vraiment peur que le cœur de ton bébé ne tienne pas le coup. » Ça, elle me l'a dit. Ç'a resté accroché. J'ai dit « OK. On essaie pour [la césarienne], elle dit qu'elle a peur. ».* [Roselyne, ind, gyn, ces]

Plusieurs études ont démontré que la médecine ressent le besoin de gérer activement le travail parce qu'elle perçoit le potentiel pathologique et ne fait pas confiance au corps des femmes, entretenant ainsi des interactions semant le doute[315] :

> L'obstétrique est une institution puissante de peur et de conditionnement. Quand il s'agit de la naissance – quand il s'agit de la santé des femmes – l'obstétrique dicte et décide où le bateau va, comment il va y arriver, et combien de temps cela va prendre. Elle conditionne une peur des possibles au-delà de la réalité et une réponse préventive à cette peur.[316]

Il convient de se demander comment les femmes perçoivent leur corps après l'accouchement.

Corps bien fait ou corps meurtri

Pour plusieurs femmes, c'est leur corps qui a accouché. Vivre un accouchement naturel donne aux femmes le sentiment que leur corps est bien fait, qu'elles ont une grande force :

> *Le sentir passer, la tête, tout ça. Sentir tout ça, c'est quand même spécial de se dire que le corps humain, il est fait pour ça, mais c'est un exploit de dire qu'on est capable de faire ça. Je pense qu'on a, les femmes, une force insoupçonnée quand on accouche. Je ne pensais jamais être forte de même.* [Laurence, nat, sf, nat]

---

315 Brubaker & Dillaway, 2009; Campo, 2010

316 Goodwin-Smith, 2012, p. 529 [traduction libre]

Par ailleurs, les femmes ayant eu des interventions telles que l'épisiotomie, la ventouse, les forceps ou la césarienne se sentent blessées et parlent de leur corps comme d'un corps meurtri : « *Ce n'est pas tant de points que ça. Mais j'ai très, très mal au coccyx. [...] Je me disais "c'est-tu le périnée? J'ai-tu endommagé ça à vie?" Après avoir accouché, j'me suis dit "oh boy! Quel sacrifice corporel!" je ne regrette rien, mais je trouve qu'il faut que le corps se réhabilite, puis se soigne.* » [Wendy, med, gyn, med]

Résilience pour les femmes – Justification pour les intervenants

Selon Palazzolo et Arnaud : « une personne dont le sentiment de contrôle est fort traverse plus aisément les épreuves, puisqu'elle trouve en elle les ressources pour agir de manière adéquate et s'adapter aux évènements ».[317] On peut alors se demander comment les femmes intègrent ensuite les imprévus sur lesquels elles n'ont pas eu le contrôle.

Comme nous l'avons vu, quelques-unes ont probablement à surmonter un syndrome de choc, alors que d'autres mobilisent leur capacité de résilience pour s'adapter. Une fois la décision prise d'opter pour une ou des interventions, les femmes doivent rapidement faire la paix : le temps n'est pas aux regrets. Elles doivent consacrer leurs énergies à leur bébé. Par la suite, la plupart se disent que c'était sans doute la meilleure décision dans les circonstances, mais continuent d'espérer une prochaine naissance plus conforme à leurs désirs : « *J'ai été déçue au début. Ça me faisait vraiment de la peine, mais bon, c'était la santé du bébé. Le cœur faisait juste baisser, il fallait à un moment donné qu'il sorte [...] Mais de là à dire que je vais reprendre la péridurale à mon autre grossesse, c'est sûr que non.* » [Valérie, nat, omni, med]

Face à des interventions jugées plus difficiles, le bébé est vu comme une consolation : « *Mon expérience est vraiment atroce... disons que l'issue... on est tellement content, on ne regrette pas, mais... c'est une des plus éprouvantes choses que j'ai vécues.* » [Odile, nat, gyn, med]

---

317 Palazzolo et Arnaud, 2015, p. 417

Il ne faudrait pas oublier que cette résilience, apparemment positive, « cache souvent des cicatrices prêtes à se rouvrir ».[318] Les effets d'une expérience difficile peuvent rejaillir lors d'une prochaine naissance, car il est reconnu que c'est l'une des principales raisons des peurs d'accoucher.[319] Le risque de ricochet sur les futures générations est aussi présent, car nous pouvons faire le lien avec l'influence des discours transmis par la mère sur les représentations de l'accouchement.

De leur côté, les intervenants justifieront le bien-fondé des gestes posés selon les circonstances. Ainsi, la médecin de Valérie, à la suite du déclenchement préventif « fait au cas » d'un manque de place au centre hospitalier, lui a affirmé que son travail n'aurait probablement jamais commencé spontanément : « *J'me suis fait provoquer, j'me suis fait rompre les membranes. Je n'y serais probablement pas arrivée, c'est ce que l'médecin m'a dit. "Tu n'y serais probablement pas arrivée de façon naturelle".* » [Valérie, nat, omni, med]

La médecin n'a sans doute pas d'intention malveillante, se retrouvant elle aussi dans un système où elle doit faire face à des contraintes organisationnelles. Cependant, la codification est ici subtilement à l'œuvre et renvoie le message d'une incapacité maternelle, d'un corps défaillant.

L'accouchement demeure une expérience extrêmement réflexive. Cette expérience se construit, comme nous avons pu le constater, à l'articulation des dynamiques de savoir et de pouvoir dans une société de plus en plus individualisée et technicisée.

Dans le chapitre suivant, nous explorons davantage ces aspects.

---

318 Tisseron, 2008, p. 524

319 Fenwick *et al.*, 2015

Il est hélas devenu évident aujourd'hui
que notre technologie a dépassé notre humanité
Albert Einstein

Chapitre V
Savoirs et technologies

L'accouchement, considéré à la fois comme un phénomène « naturel » et social, est façonné par les pratiques.[320] La manière de l'envisager par la femme se construit bien avant la naissance par les savoirs transmis par les médias, la famille et les amis. Dans les sociétés occidentales, ces savoirs sont empreints de la culture médicale dominante. La plupart des femmes sont conscientes de leur état de grossesse et cherchent à interpréter les signes corporels, les émotions ou les sentiments nouveaux. Plusieurs d'entre elles évoquent l'existence d'un savoir intuitif.

Les savoirs des femmes

Les savoirs individuels sont construits de différentes façons. Les entretiens nous ont permis de constater la diversité des sources de savoir. Toutefois, des différences apparaissent et se modulent au fil du temps.

Ainsi, en début de grossesse, les femmes ayant opté pour une approche médicale et un suivi avec un gynécologue-obstétricien manifestent le besoin de comprendre ou d'être confirmées sur leur senti et recherchent l'avis d'experts. Celles suivies par un omnipraticien s'informent auprès de leur entourage et par les livres. Par ailleurs, la teneur des lectures varie pour les femmes ayant opté pour une approche naturelle et un suivi sage-femme. Plusieurs se réfèrent au livre de la sage-femme québécoise Isabelle Brabant[321] ou à une littérature plus alternative. La moitié d'entre elles disent connaitre les signes de grossesse et ce qui est favorable ou nuisible. Quelques-unes affirment se fier à leur instinct.

---

[320] Jordan, 1993; Mansfield, 2008
[321] Brabant, 2013

Le temps 2 des entretiens est marqué par les cours prénataux qui diffèrent selon l'approche privilégiée. Les femmes sont aussi à la recherche de témoignages ou de documents visuels. Celles suivies par un gynécologue-obstétricien fréquentent davantage les cours offerts par le CLSC, tandis que quelques-unes, souhaitant accoucher naturellement, ont opté pour des approches alternatives comme la méthode Bonapace, Hypnonaissance ou une accompagnante. Ces femmes font valoir leur droit au savoir et au questionnement. L'intérêt pour le développement du bébé et l'alimentation est évoqué plus tard en grossesse, comparativement aux femmes avec un suivi sage-femme. Elles veulent aussi connaitre les étapes de l'accouchement et certaines s'informent sur les risques liés à la péridurale. Les femmes suivies par un omnipraticien se préparent à l'accouchement par des lectures, des cours de yoga prénataux ou offerts par des organismes communautaires. Elles affirment qu'avoir plus de connaissances leur donne confiance.

Par ailleurs, la lecture continue d'être une source de documentation pour celles suivies par une sage-femme, bien que certaines disent ne pas trop vouloir lire afin de ne pas intellectualiser le processus. Les cours de yoga prénatals, ceux en Maison de naissance et les rencontres avec la sage-femme les préparent à l'accouchement. Elles aiment comprendre et se documentent aussi sur les positions, les phases du travail, les interventions. Quelques-unes cherchent des articles scientifiques qu'elles discutent avec leur sage-femme. Elles établissent des parallèles avec des expériences antérieures, sont conscientes que c'est un travail exigeant, demandant de l'énergie et elles parlent d'un volet physique et mental. Elles disent vouloir suivre leur *feeling* le moment venu.

La sémiologie corporelle, émotionnelle et les intuitions. La plupart des femmes savent reconnaitre les signes de grossesse. Elles captent et interprètent les signaux du corps comme les nausées ou la fatigue et s'approprient des manières de s'y adapter. Elles savent également reconnaitre les indices d'une situation pouvant dévier de la normalité tout comme elles ont une perception juste de la croissance de leur bébé. Toutefois, l'importance qu'elles y accordent est variable et elles taisent parfois ces informations. Lorsqu'elles en font part au professionnel, il arrive que ce ne soit pas pris au sérieux, comme ce fut le cas pour Bianca par rapport à sa date prévue d'accouchement.

Le tiers des femmes disent se fier à leur intuition. Cependant, manquant d'expérience et parfois impuissante devant l'expert, il est difficile de résister. Camille, ayant réussi à garder le cap, en témoigne. Pour elle, c'est le moment le plus marquant de son expérience :

> *J'ai eu des choix à faire à cause de ma santé. Il a fallu que je choisisse « je fais-tu confiance au professionnel ou je fais confiance à mon instinct? » Ça, ç'a été dur. J'étais contente d'avoir dit non, d'avoir fait confiance à ce que j'avais en dedans finalement. Je pense que le plus gros c'est de ne pas vivre sur la peur, mais plus se fier à son « God feeling » comme on dit, ce qui se passe dans nos entrailles.* [Camille, nat, sf, nat]

Outre le fait que les tests de grossesse soient réalisés de plus en plus tôt, il est étonnant de constater que plusieurs femmes avaient déjà une connaissance subjective de leur état avant même d'en obtenir une confirmation objective, et ce, lors de leur première expérience de grossesse. Nadine, entre autres, « *pense avoir eu une prémonition* » de sa grossesse alors qu'à 41 ans, elle ne s'y attendait plus. Les vécus de cette nature n'en constituent pas moins des expériences marquantes pour les femmes, qu'elles évoquent sur un ton de confidence.

Ces intuitions se manifestent souvent de manière inopinée, dans un contexte où la femme n'est pas perturbée; signe qu'elles ne proviennent pas de leur imagination. Ces connaissances sont liées à d'autres formes de savoir avant même que le corps mette en évidence de nouvelles sensations susceptibles d'éveiller la conscience du nouvel état. Cette compétence de la femme est souvent ignorée des professionnels. L'organisation des soins et la structure des relations hiérarchiques font en sorte que l'accès à l'information sur le fonctionnement physiologique est le privilège du soignant et passe par l'intermédiaire des moyens technologiques servant à l'objectiver.[322]

---

[322] St-Amant, 2013

Un savoir instinctif. Des femmes, principalement celles ayant vécu un accouchement dit naturel, nous parlent d'un savoir instinctif qu'elles ont laissé émerger. Ainsi, Mylène s'est surprise à découvrir qu'elle savait quoi faire même si c'était sa première expérience :

> *Pendant l'accouchement, je savais… où je m'en allais même si je l'savais pas. Je n'avais pas de doute sur ce qui était à faire. J'ai vraiment suivi mon instinct […] j'me sentais comme le capitaine de mon bateau. C'est moi qui disais « OK! Elle s'en vient, il se passe ça. J'étais consciente de tout ce qui se passait, c'était ça que j'voulais.* [Mylène, nat, sf, nat]

Les recherches récentes en neurosciences démontrent que lorsque le néocortex[323] ne domine pas, les femmes peuvent aborder le travail d'une manière sensorielle plutôt que cognitive.[324] Des femmes trouvent ainsi les gestes appropriés facilitant la naissance de leur enfant lorsqu'elles se sentent en sécurité et moins influencées.

La quête d'informations. Les sujets d'intérêt des femmes enceintes varient avec la progression de la grossesse. Ainsi, au premier trimestre, le développement du fœtus et les changements hebdomadaires retiennent l'attention. Les femmes ont besoin de repères pour juger la normalité de leurs sensations. Puis, au deuxième trimestre, c'est l'aspect matériel qui prime : « *qu'est-ce que ça prend pour avoir un bébé?* » Ces détails résolus, la préoccupation pour l'accouchement à proprement dit peut ensuite émerger. La quête d'informations plus spécifiques concernait la douleur et les moyens pour bien vivre le travail. Les femmes cherchent également à comprendre ce qui les attend lors de l'accouchement. Plusieurs s'intéressent aux différentes positions pouvant être prises lors du travail ou de l'accouchement et souhaitent les pratiquer avec leur conjoint. Elles veulent aussi voir l'environnement où elles vont donner naissance et sont souvent désolées lorsque cela se révèle

---

323 Le néocortex est la partie du cerveau qui traite l'information et dispose du langage.

324 Odent, 2001; Parratt, 2002

impossible. Même si plusieurs centres hospitaliers offrent une visite virtuelle des chambres de naissance sur Internet, cela ne comble pas le besoin de voir sur place et de pouvoir échanger avec le personnel.

Alors que toutes veulent en savoir davantage, elles demeurent toutefois inquiètes que l'information leur soit une source supplémentaire de stress : « *J'ai fait exprès pour ne pas trop lire non plus. Je me suis informée plus au début, mais je n'ai pas voulu trop lire à gauche puis à droite… j'pense que ça m'aurait amené plus de questions, ça n'aurait pas arrêté.* » [Laurence, nat, sf, nat]

Sources de savoir externes. La documentation écrite demeurait la première source d'informations des participantes. Dans l'ordre d'importance, nous retrouvons : Internet, les professionnels de la santé, les amies et la famille, les cours prénataux et les médias. Les livres demeurent toujours populaires, malgré le fait qu'Internet commence à être un rival respectable.

Les livres : s'avéraient des guides précieux et nous pouvons affirmer, comme l'anthropologue Sallie Han[325], que la grossesse est « un évènement littéraire » puisqu'elles vont y puiser la plupart des informations. Les femmes choisissent des livres écrits par des spécialistes médicaux.

Plusieurs livres destinés aux femmes enceintes présentent une interprétation biomédicale de la grossesse et de l'accouchement, les orientant vers une normalité des sensations et des comportements attendus. Certaines analyses de contenu révèlent que l'information et les conseils véhiculés par cette littérature visent en général à faire adopter un mode de vie sain pour produire un bébé en santé. Les risques sont largement exposés et on cherche à diriger les femmes vers un style de relation particulier avec les médecins et les professionnels de la santé. De même, la combinaison facile et répétée de ces pratiques (autodiscipline vs risques) contribue à masquer la diversité des expériences individuelles et à les décontextualiser. Il peut facilement en résulter une tension manifeste entre la responsabilité et

[325] Han, 2013

le blâme pour toute anomalie survenant au cours de la grossesse ou de l'accouchement.[326]

Toutefois, la moitié des femmes sans égard au type de suivi ont lu le livre *Une naissance heureuse*.[327] Bien que les femmes avec un suivi médical aient découvert ce livre généralement plus tard en grossesse, il a été marquant pour certaines : « *Ça fait voir l'accouchement d'une façon qui est belle. Parce qu'on entend juste parler de la douleur, mais là on voit tout ça autrement, c'est une préparation mentale, je me sentais outillée pour affronter ça.* » [Gabrielle, med/nat, gyn, nat]

Les sites Internet : sont surtout utilisés pour répondre à des questions ponctuelles par une recherche à l'aide de mots clés. Les femmes veulent une information valide et elles évitent les forums. De plus, elles disent relativiser les informations. Quelques-unes cherchent à se renseigner par l'entremise de leurs contacts *Facebook*. D'autres recherchent des témoignages positifs d'accouchement sur Internet ou visionnent des films sur *YouTube* pour avoir une meilleure compréhension des sensations vécues. En fin de grossesse, plusieurs femmes cherchent sur Internet des trucs alternatifs pour déclencher le travail, car elles craignent « d'être provoquées ».[328]

L'avantage incontesté d'Internet est d'accéder rapidement à un savoir puisé dans des banques de textes, de publications médicales ou des avis d'experts en ligne et de pouvoir les comparer. Il permet aussi d'avoir réponse à des questions portant sur des sujets tabous et d'être mieux informé pour discuter de points précis avec les professionnels durant le suivi de maternité.[329] Le complément d'informations obtenues grâce à Internet augmente le niveau de confiance des femmes par rapport à la prise de décision. Internet donne également accès à de l'information expérientielle souvent recherchée par les femmes.[330] Malgré la démocratisation importante de l'information

---

[326] Marshall & Woollett, 2000; Mennill, 2012
[327] Brabant, 2013
[328] Expression populaire qui signifie avoir un déclenchement du travail.
[329] Burton-Jeangros & Hammer, 2013; Lévy & Lasserre, 2011
[330] Burton-Jeangros & Hammer, 2013; Johnson, 2015a

suscitée par Internet, ce moyen de communication ne peut à lui seul remplacer les autres formes d'échanges pouvant être bénéfiques aux femmes enceintes. En outre, Internet induirait aussi, selon certains auteurs, une mise à distance, voire l'effacement du corps, ce qui « favoriserait la réintroduction du dualisme corps-esprit dominant en Occident et la prévalence de la cérébralisation aux dépens des autres fonctions psychocorporelles ».[331] De plus, ces nouveaux médiums d'informations, à travers les applications notamment, pourraient avoir pour effet de contribuer à accentuer l'autosurveillance de sa grossesse, de sa santé et du développement de l'enfant.[332]

Les professionnels: les femmes avaient recours aux professionnels[333] afin d'interpréter les signes qu'elles avaient perçus pour répondre à des inquiétudes ou pour valider de l'information. Les médecins ou les sages-femmes demeurent les référents jugés fiables pour ces validations. Les autres sources ne sont donc pas vues comme concurrentielles, mais plutôt complémentaires ou pour apporter des réponses entre les rendez-vous. Par ailleurs, le savoir transmis par les professionnels demeure celui faisant autorité, surtout s'il s'agit d'un médecin. Ainsi, Isa n'a même pas discuté la prescription de sa médecin, malgré sa connaissance des principales indications de l'échographie et de son caractère non obligatoire : « *Elle a prescrit le papier… elle avait coché pour les trois, elle dit de prendre des rendez-vous pour les trois et moi je n'ai pas posé de questions… je laisse ça aller. Je me dis si le médecin décide que oui, bien j'y vais, sinon, non.* » [Isa, ind/nat, gyn, med]

Le concept d'*Authoritative Knowledge*[334], c'est-à-dire que dans une situation sociale particulière, certains savoirs ont plus de poids que d'autres, continue toujours d'avoir une influence sur la manière dont les femmes elles-mêmes traitent les informations mises à leur disposition. Ces propos nous invitent à soutenir, comme la sociologue

---

331 Lévy & Lasserre, 2011, p. 21

332 Johnson, 2015b

333 Médecins, sages-femmes, infirmières des cliniques de grossesse, d'Info-Santé ou des CLSC.

334 Jordan 1993; 1997; 2014

Malacrida l'indique, que même fournir des informations accessibles en donnant aux femmes le temps de réfléchir aux différentes options pour faire un choix éclairé ne suffit pas à contrer l'empressement des femmes à accepter les puissantes promesses de la médecine.[335]

Les amies, les sœurs et les mères : les femmes s'adressent davantage à elles pour connaitre les expériences qu'elles ont vécues. Cette source d'informations apparait fortement médicalisée. Les récits d'accouchement sans interventions semblent rares. Les messages couramment transmis sont que l'important est de « ne pas se laisser souffrir » et « d'avoir un bébé en santé ». Cependant, la plupart des participantes qui ont choisi d'accoucher de manière naturelle ou en Maison de naissance ont au moins une personne de leur entourage qui avait vécu un accouchement similaire. Les autres disent se démarquer de leur famille ou de leur entourage et ont puisé leurs informations dans la littérature, les cours de yoga prénatals ou auprès d'une accompagnante. Cependant, toutes les participantes parlent d'histoires d'horreur abondamment véhiculées par leur entourage. Ceci contribue à semer le doute et à transmettre un savoir axé sur le risque. Les histoires typiques sont similaires à celles décrites par Malacrida[336], c'est-à-dire qu'elles possèdent un arc narratif dans lequel les choses commencent normalement, puis vont terriblement mal, nécessitant une intervention médicale ou une césarienne d'urgence par un médecin présenté en héros, sauvant la mère ou l'enfant.

Les rencontres prénatales de groupe : La majorité des femmes de l'étude (23/25) ont suivi ces cours. L'intérêt décrit pour ceux en CLSC était variable, mais ils ont permis aux participantes de démystifier l'accouchement en sachant « ce qui s'en venait » : « *Ils parlaient des phases de l'accouchement, par où on allait passer [...] les contractions vont se dérouler comment? Le travail, quelles interventions? Quand est-ce que tu peux changer d'idée pour justement la péridurale ou ces choses-là.* » [Isa, ind/nat, gyn, med]

---

335 Malacrida, 2015, p. 647 [traduction libre]

336 *Idem*

L'approche généralement décrite était de type informatif et avait pour but de familiariser les femmes, les couples avec la physiologie du travail, mais aussi avec la gestion hospitalière de l'accouchement. La connaissance des interventions obstétricales, notamment la péridurale et la césarienne, incluant les avantages et les inconvénients, leur était fournie principalement par les cours prénataux. On invite les couples à préparer un plan de naissance pour faire part de leurs désirs. D'autre part, les femmes ayant suivi des cours de yoga prénataux affirment que ces cours ont contribué à leur donner plus de confiance dans leurs capacités : « *Découvrir ce que je suis capable de faire là-dedans puis de se faire confiance qu'on a cette force en soi. C'est sûr qu'avec plus de connaissances, on a pris confiance. Le cours m'a beaucoup aidée. Je sais que c'est un travail de concentration et de visualisation.* » [Élise, ind/nat, omni, ces]

L'acquisition de connaissances avec la possibilité d'expérimenter des postures corporelles douces et de profiter d'un temps d'intériorisation favorise le lien corps-esprit, ce qui contribue à accroître les sentiments de compétence chez la femme pour son accouchement. L'éducation prénatale aide à accroître la compréhension de son rôle dans le processus de l'accouchement en alignant les attentes à l'expérience réelle.[337] En ce sens, les femmes modulent leurs attentes et leur comportement selon les possibilités mises en évidence. Ensuite, elles s'ajustent au contexte, c'est-à-dire à ce qu'elles croient possible de faire dans le milieu ou ce qu'on leur permet de faire.

Reportages, documentaires, séries télévisées : le tiers des femmes considéraient avoir acquis un certain savoir à travers ces médiums. Ainsi, Valérie sélectionne les passages lui semblant moins dramatiques dans *Une naissance à la minute,* et voit l'occasion de visualiser ce dont peut avoir l'air un nouveau-né. Pour sa part, Florence, submergée de téléséries, en vient à dire en parlant de sa préparation à l'accouchement : *« on s'pratique tellement à TV »*. En fait, toutes reconnaissent avoir déjà vu des accouchements à la télévision, mais pour certaines il s'agit de représentations irréelles. Cependant, les

[337] Fair et Morrison, 2012

documentaires sont considérés comme de bonne source d'informations. Les médias véhiculent une normalisation de la naissance médicalisée, alors que l'accouchement non médicalisé est souvent présenté comme sortant de l'ordinaire ou irrationnel.[338] On y démontre que la technologie est là pour résoudre les imperfections du corps féminin et que la médication est le moyen efficace de traiter la douleur. De plus, les complications sont surreprésentées dans les télé-réalités, car elles sont utilisées pour créer du suspense.[339]

L'information qui vient à vous, empreintes et agnotologie. L'industrie utilise le biais de l'information auprès des femmes enceintes pour s'attirer une part de marché. Ainsi, quelques-unes ont déjà reçu de la documentation dès qu'elles ont consulté en fertilité, lors du dépistage génétique en clinique privée ou encore par le biais de concours auxquels l'entourage familial les a inscrites. Elles ont ainsi obtenu de l'information générale imprégnée d'un discours biomédical sur la grossesse, l'accouchement et la vie avec l'enfant, tout en étant avisées des différents tests offerts par ces cliniques.

Des images imprègnent fortement l'imaginaire collectif et continuent de laisser leur empreinte sur l'expérience individuelle des femmes. Ainsi, la vision d'une femme couchée sur le dos dans une salle d'accouchement ressemblant à une salle d'opération fait toujours partie de l'imaginaire. De même, la transmission des drames d'horreur continue d'opérer à travers les échanges avec l'entourage. Les femmes abordent donc leur grossesse avec un savoir acquis bien avant d'être enceinte. Dans la culture nord-américaine, le parcours de chaque femme vers une grossesse normale est orienté dès le départ par la connaissance médicale officielle obtenue par des moyens technologiques. La construction sociale de la grossesse et de l'accouchement est intimement liée à la médicalisation et à la pathologisation de ces évènements.[340] Les médias reflètent et renforcent à la fois les idéologies dominantes de la société alors que

---

338 Malacrida, 2015; West, 2011

339 Morris & McInerney, 2010

340 Goodwin-Smith, 2012

les représentations non médicalisées de la grossesse et de l'accouchement sont absentes ou marginalisées, contribuant ainsi à un discours public déformé.[341]

Le concept d'agnotologie a été développé par l'historien des sciences Robert N. Proctor pour désigner la production culturelle de l'ignorance.[342] En bref, bien que des connaissances fiables soient disponibles, comment et « pourquoi ne savons-nous pas ce que nous ne savons pas? »[343] La fabrication de l'ignorance se fait à travers diverses stratégies, dont la désinformation et la dissimulation par les « experts » eux-mêmes. Il existe une sociologie de l'ignorance qui a des alliés puissants, car l'ignorance, c'est le pouvoir.[344] Selon la sociologue Béatrice Jacques[345], la presse de vulgarisation joue un rôle de « prémédicalisation » subtile avant la grossesse auprès des femmes, auquel nous ajoutons le public en général. Voulant se détacher du sens commun, elle se fait l'intermédiaire entre les futurs parents et la connaissance scientifique. Une analyse de la forme des discours montre l'utilisation très fréquente des pronoms indéfinis, créant ainsi une certaine complicité avec le lecteur, le recours fréquent à des témoignages de femmes, mais surtout des avis « d'experts ». L'autorité des experts est explicite « même si les conseils qu'ils diffusent sont régulièrement remis en cause par l'avancée des recherches ».[346] En outre, il existe dans le monde médical une culture à l'effet de minimiser ou taire certaines informations, telle la cascade d'interventions, afin d'éviter de stresser les femmes. Ceci contribue à perpétuer des pratiques contestables et même à augmenter la demande pour certaines interventions.

Expérience des limites du savoir biomédical. Au cours de leur expérience, des participantes ont pu constater les limites du savoir

[341] Morris & McInerney, 2010
[342] Girel, 2013
[343] *Idem*, p. 966
[344] Girel, 2014
[345] Jacques, 2007
[346] Jacques, 2007, p. 30

médical. C'est principalement lorsqu'elles rencontrent des embûches que cette prise de conscience s'opère et qu'elles deviennent plus critiques. Ainsi, Annie s'est rendu compte que la médecine ne pouvait rien faire pour ses contractions prématurées à 20 semaines de grossesse et elle a décidé de s'en occuper elle-même. Camille a aussi réalisé que les médecins lui conseillaient une péridurale alors qu'ils n'avaient jamais rencontré de situation similaire; elle s'est donc fiée à son intuition. Et Élise, qui a eu des résultats faux-positifs aux tests de dépistage de la trisomie, affirme que si c'était à refaire, elle et son conjoint se fieraient à leur senti. Même Wendy, après son expérience d'accouchement sous péridurale avec forceps, déclare :

> *Ils disaient qu'on pouvait choisir notre position d'accouchement, si on voulait se lever, si on voulait s'asseoir, on pouvait. C'est sûr qu'avec l'épidurale, t'es prise dans ton lit, t'es clouée, tu ne peux pas bouger. […] Je me suis laissée guider par tous les spécialistes qui étaient là. Mais un deuxième accouchement j'aimerais ça tester des choses.* [Wendy, med, gyn, med]

Donc, face à l'impuissance de la médecine à donner des réponses justes ou aux prises avec des conséquences induites par la technologie, les femmes se tournaient vers leur senti. Le recul leur a permis d'évaluer l'expérience vécue et d'en tirer des enseignements pour le futur. Les femmes entrevoient qu'elles pourraient suivre davantage leur instinct. Cependant, le doute sur leur capacité d'y parvenir s'installe simultanément pour celles qui sont davantage ancrées dans l'approche médicale. Tout ceci contribue à montrer la complexité de reconnaitre son savoir et de s'affirmer dans une culture de pouvoir. Bien que l'acquisition de connaissances soit le premier pas pour s'en affranchir, les femmes doivent d'abord déconstruire la croyance que ce que le professionnel recommande est toujours dans leur meilleur intérêt[347], ce qui joue évidemment sur leur sentiment de confiance dans la relation et se livrer à un processus de réapprentissage.[348] Les femmes ne sont pas dupes par rapport à l'infaillibilité de la médecine,

---

347 Dear-Healy, 2011

348 Cheyney, 2008

mais avec la normalisation de la naissance à l'hôpital et des interventions médicales comme étant des choix sûrs et responsables, il devient extrêmement difficile d'y renoncer en dépit de leurs doutes à propos de la médicalisation de la naissance.[349]

Informations lors de l'accouchement : un contexte particulier. Le contexte d'accouchement fait en sorte que le monopole des informations devient l'apanage des professionnels présents.[350] Ainsi, dans l'approche médicale, le tiers des femmes a évoqué le manque d'informations reçues tout au long de l'accouchement et que les réponses données aux questions pouvaient laisser planer des doutes. De plus, les participantes ne se reconnaissent pas l'expertise voulue pour être en mesure de juger des décisions médicales et disent qu'en fin de compte, elles doivent se fier au professionnel présent, car elles ne veulent pas mettre leur bébé à risque. « *À l'hôpital, c'est vrai que c'est plus eux qui prenaient la décision, mais en même temps, je pense que si je m'étais imposée y'aurait eu des chances qu'ils écoutent, mais à la fin… rendue là je m'en foutais.* » [Héloïse, nat, sf, med]

On observe une différence dans la mobilisation des savoirs chez les femmes suivies par un médecin. Ainsi, celles qui souhaitaient accoucher naturellement utilisaient certains outils acquis lors des cours de yoga prénatals ou par la méthode Bonapace. Elles disaient aussi connaitre le déroulement du travail. Cependant, les autres utilisaient certaines notions apprises aux cours prénataux lorsqu'elles étaient encore chez elles, comme le décompte des contractions. À leur arrivée au centre hospitalier, elles se fiaient aux infirmières pour les respirations, les positions ou pour orienter lors de la poussée. Les femmes avec un suivi sage-femme se permettaient d'essayer différents outils selon leur ressenti et suivaient leur instinct dans le choix des positions, ce qui était encouragé.

Les machines qui nous renseignent et l'appropriation du langage technologique. L'utilisation de la technologie modifie le

[349] Malacrida, 2015

[350] Moore, 2011

rapport au savoir[351], le rapport à l'autre et à soi-même. Les femmes entourées d'appareillage technologique lorsqu'elles sont sous péridurale doivent interpréter leur senti corporel à travers ces appareils ou selon les indications fournies par leur partenaire et les infirmières : « *Mon chum avait la main sur mon ventre et disait "hop! T'en as une qui s'en vient" puis l'infirmière le guidait avec le moniteur, et j'en avais une qui commençait en effet.* » [Valérie, nat, omni, med]

De plus, Isa réalise que l'attention du personnel est maintenant tournée vers les machines plutôt que vers elle, pour interpréter ce qui se passe : « *L'infirmière, au début, elle était tout le temps à côté de moi avec mon conjoint, elle me tenait la main. Là, elle s'était installée un peu en retrait. Elle est à côté, elle regarde les signes vitaux [...] c'est comme si elle n'était plus là.* » [Isa, ind/nat, gyn, med]

Lorsque l'accouchement devient médicalisé, la terminologie utilisée par les femmes se modifie également. D'ailleurs, durant la grossesse, il est remarquable qu'elles recourent fréquemment au mot « symptôme », mot qui révèle un trouble fonctionnel ou une lésion, pour décrire leurs sensations. Par ailleurs, toutes les femmes ayant accouché avec une sage-femme, sauf Miranda qui a donné naissance en centre hospitalier, utilisaient les termes « *d'avancement* », de « *rapidité* », de « *progression* » pour décrire la poussée, comparativement à celles ayant un suivi médical qui parlaient de « *poussée efficace* », même si elles avaient accouché de manière naturelle. L'efficacité définie comme « l'aptitude à produire un résultat utile » est un terme habituellement associé à la gestion.

Technologies et grossesse

La technologie est présente dès les débuts de la grossesse, peu importe l'approche privilégiée. Au temps 1 des entretiens, toutes ont eu recours au test de grossesse et à la plupart des tests de dépistage qui sont d'ailleurs accessibles à toutes sans égard au type de suivi. La technologie est vue comme fantastique par plusieurs. Les tests sont envisagés positivement, ce qui n'est cependant pas le cas pour la médication. Certaines femmes, même parmi celles ayant opté pour un

---

351 Charlot, 1997

suivi médicalisé, tiennent à préciser qu'elles ne sont pas « du type pilule ». Au temps 2, les participantes avaient eu en moyenne deux ou trois échographies. Celle de 20 semaines (dépistage des malformations) était communément appelée par les femmes « l'échographie officielle ». Les femmes suivies par un gynécologue-obstétricien respectaient la prescription routinière des trois échographies, même lorsqu'elles savaient qu'il était possible de faire autrement. Une femme suivie par un omnipraticien a été surprise de constater qu'elle n'était pas obligée de faire une troisième échographie. Celles en suivi sage-femme disaient apprécier faire des choix éclairés quant aux tests et examens. Par ailleurs, le seul test parfois remis en question par quelques participantes et refusé par certaines avec un suivi sage-femme était le test de dépistage du diabète gestationnel.

En quête de grossesse : la question de l'infertilité. Quatre participantes avaient déjà eu recours aux services des cliniques de fertilité. Pour deux d'entre elles, la conception était due à la stimulation ovarienne par la prise d'hormones et au succès d'une troisième fécondation in vitro.

Les participantes ayant éprouvé des difficultés à concevoir ont été plus inquiètes durant les premiers mois de grossesse. Elles ont eu recours à plus d'examens et de tests médicaux, comme refaire des tests pour confirmer leur grossesse ou avoir une échographie précoce pour s'assurer que le fœtus était bien implanté dans l'utérus. En fait, le recours à des examens était directement proportionnel aux difficultés à concevoir. Une femme a même fait l'achat d'un appareil à ultrasons pour écouter quotidiennement le cœur fœtal. Paradoxalement, toutes ont aussi eu recours au programme public de dépistage de la trisomie ou ont fait effectuer les examens au privé.

Puisque de nos jours, les couples décident de concevoir à un âge plus avancé, la fertilité naturelle est légèrement diminuée[352], ce qui incite à consulter plus rapidement en clinique de fertilité. Or, deux participantes sur quatre l'ayant fait étaient âgées de 25 et 29 ans. De

352 Il y a une baisse de la fécondité à partir de 32 ans et elle devient plus manifeste à partir de 37 ans (Johnson & Tough, 2012).

plus, le gouvernement québécois instaurait en 2010 un programme de procréation médicalement assistée accessible à tous. Malgré les nouvelles connaissances en matière de reproduction assistée, il est fait peu de cas du stress qui est aussi un facteur influençant la conception. Également, un environnement social inadéquat peut causer des difficultés à concevoir chez beaucoup d'espèces.[353] Les couples peuvent donc se retrouver, malgré eux, dans une situation analogue à « la quadrature du cercle ». Aussi, puisque l'âge maternel augmente les risques de complications, ils se verront offrir d'autres types de dépistage, comme l'aneuploïdie fœtale.[354] Ceci entraînera une spirale d'autres interventions technologiques.

Objectiver l'état de grossesse et être rassurée sur sa continuité. Bien que la plupart des femmes se sachent enceintes dès les premiers jours, toutes ont besoin de valider leur senti en effectuant à la date prévue des menstruations ou quelques jours plus tard un test de grossesse acheté en pharmacie. En réalité, les tests de grossesse soulèvent bien des émotions et de l'incertitude :

> *J'ai eu d'la misère à dormir, j'me disais si jamais le test demain matin est négatif, qu'est-ce ça veut dire? Est-ce que ça veut dire que… j'ai des problèmes, mais ça m'stressait de faire le test, qu'il soit négatif et que j'me dise, c'pas normal parce que tous les signes sont quasiment là, c'est supposé d'être ça.* [Bianca, nat, gyn, nat-i]

D'autres, comme Annie, Camille, Florence, Laurence, Wendy et Yasmine ont senti le besoin de confirmer le résultat positif à plus d'une reprise. Elles veulent une certitude objective, mais sont inquiètes d'obtenir un résultat « faux-positif » et de se réjouir trop vite. Les tests de grossesse faits de plus en plus tôt semblent créer un état d'incrédulité chez plusieurs femmes, contribuant peut-être à susciter cette répétition. Tenaillées par le doute, elles veulent être certaines. Aussi, les participantes redoutent la fausse couche qu'elles considèrent

---

353 Franklin, 2013

354 Anomalie génétique d'une cellule qui ne présente pas le nombre normal de chromosomes (ex : trisomie 13, 18, 21) (Chitayat *et al.*, 2011).

comme très fréquente. La précocité des tests n'est sans doute pas étrangère à cette situation, puisque certaines d'entre elles pouvaient passer inaperçues auparavant.[355]

Sans contester l'utilité de ces tests, nous constatons que peu d'études se sont intéressées à leurs effets psychologiques et sociaux. Les constats portés jusqu'à maintenant montrent que les bénéfices escomptés pour les femmes, tels que de pouvoir précocement prendre soin de sa santé et de celle du fœtus ou de recourir à l'avortement, ne sont pas prouvés, les grands gagnants sont sans contredit les compagnies pharmaceutiques et les distributeurs.[356] En d'autres termes, le test de grossesse à domicile représente un cas classique de « somnambulisme technologique ». Sans réfléchir, nous avons accepté une nouvelle technologie qui reconfigurait les conditions de notre existence.[357] Cette petite technologie apparemment simple a changé la façon dont les femmes vivent l'infertilité, la grossesse, l'avortement et la perte de grossesse.

Le test de grossesse en lui-même ne fait pas autorité en matière de connaissance et certaines, comme Isa et Nadine, ont voulu avoir confirmation par une prise de sang, comme le recommandent paradoxalement les fabricants. En fait, il constitue une étape supplémentaire de l'entrée dans la médicalisation de la grossesse puisqu'il s'agit bel et bien d'un outil diagnostique qui supplée la connaissance de la femme. Ainsi, toutes les participantes manifestent le besoin de confirmer leur grossesse en recourant à des mesures objectives, scientifiques, et d'être rassurées sur sa continuité. Outre les tests de grossesse, parfois faits à répétition, elles apprécient l'écoute électronique du cœur fœtal et l'échographie, sentant le besoin d'être confirmées sur la bonne santé du fœtus en ajoutant d'autres tests de dépistages.

---

[355] L'arrêt spontané de la grossesse est de 15 à 20 %, avec un taux supplémentaire de 10 %, entre le moment de la conception et l'arrêt des menstruations (Layne, 2009).

[356] Childerhose & Macdonald, 2013; Layne, 2009

[357] Winner 1986, p. 10 dans Layne, 2009, p. 75-76 [traduction libre]

Dépistage génétique et dépistage de la trisomie 21 vu comme prévention. Les tests de dépistage génétique de maladies héréditaires[358] sont réservés à des populations jugées à risque de transmission. Ainsi, les participantes de Québec, originaires du Saguenay–Lac-Saint-Jean, ont pour la plupart fait ces tests avant de devenir enceintes. D'autres, comme Mylène, souhaitent en début de grossesse avoir cette information : « *C'est l'fun d'avoir la chance de pouvoir avoir ce test. Ça nous renseigne sur nous. En même temps, comme il n'y a pas d'antécédents connus, ça ne m'inquiète pas, mais on ne sait jamais. Ça va être une information intéressante.* » [Mylène, nat, sf, nat]

Ces participantes démontrent toutes un grand intérêt face à ces tests lequel se traduit surtout par la curiosité d'en connaitre davantage sur leur bagage génétique. Cette information est jugée utile. Cependant, elles n'ont jamais mentionné lors des entrevues les conséquences possibles. On peut se demander si cela était par méconnaissance, par embarras ou si elles les ont occultées en se convainquant à l'avance de la normalité des résultats.

Par ailleurs, depuis 2011, le ministère de la Santé du Québec a mis en place un programme de dépistage universel de la trisomie 21. Ce test est offert à toutes, peu importe le type de suivi, mais la décision de l'utiliser ainsi que la décision d'interrompre la grossesse lors d'un diagnostic établi par un autre test, appelé amniocentèse, sont laissées à la responsabilité des futurs parents. S'agit-il réellement d'un choix individuel lorsque tout le contexte est en leur faveur? Beaucoup de parents (24/25) les font parce qu'ils sont sans frais et jugés non invasifs : « *c'est juste une prise de sang et une échographie* » et considèrent que c'est : « *une chance d'avoir tout ça à sa portée* ». La plupart des participantes ont souhaité être rassurées et s'attendaient à un résultat normal. Elles ont reporté le questionnement sur les options possibles après la réception des résultats, certaines croyant ceux-ci obligatoires, d'autres les subissant à leur insu, le test se retrouvant dans le lot des prescriptions médicales du début de grossesse.

---

358 Population à effet fondateur. Quatre maladies héréditaires dont la prévalence est plus élevée dans cette région sont testées (CORAMH, 2016).

L'éventualité d'un enfant handicapé était, vue par certaines, comme pouvant mettre leur qualité de vie en péril. Quelques-unes ont mentionné que leur conjoint, « plus cartésien » ou « convaincu d'avance », les a incitées à recourir à des tests plus invasifs. N'étant pas du même avis, elles auraient souhaité discuter des différentes options, même dans l'éventualité d'un risque.

> *On ne s'est jamais questionné tant que ça là-dessus, mais advenant un test avec des risques élevés, ça vaudra la peine de plus y penser [...] J'essaie de pas m'en faire avec ça parce que de toute façon, t'as pas le contrôle là-dessus. Si je m'en fais avec tout, avec l'autisme, avec ci avec ça, faut pas [...] sinon, c'est vrai, quand tu dis que t'as zéro contrôle. Mais je me dis que tout va être correct.* [Jessica, nat, sf, nat]

Ce raisonnement relève davantage d'une logique basée sur le destin et permet à Jessica d'éviter d'être trop préoccupée. Dans l'optique de se préparer à accueillir un enfant handicapé, elle a tout de même choisi de faire les tests. Selon Soulé et Soubieux[359], pédopsychiatres, cette attitude est loin d'avoir été démontrée comme étant bénéfique sur le plan psychologique.

Plusieurs femmes ont témoigné du stress vécu lors de l'examen, mais ont préféré y voir l'avantage d'un premier contact visuel avec le fœtus. Pour contrer leur anxiété, certaines ont appris les valeurs de référence afin d'obtenir une réponse immédiate : « *C'est quand même stressant cette écho, la clarté nucale [...] on avait appris tous les chiffres par cœur dans le p'tit livre (rires) pour savoir si c'était beau [...] Puis, quand elle a inscrit le 1.3, on s'est regardé... ouais! on avait jusqu'à trois millimètres. On a fait ah! Super!* » [Valérie, nat, omni, med]

Rassurée par les résultats négatifs des tests, aucune participante n'a mentionné qu'il subsistait tout de même une éventualité d'anomalie. Cela nous fait penser à une tentative d'apaisement : la seule chose possible pour certaines personnes étant de nier les possibilités lorsque toute action de protection est quasiment exclue.[360] Or, cette vision mythique fait abstraction des aléas de la vie.

---

[359] Soulé et Soubieux, 2003

[360] Beck, 2008

Aussi, peu de couples ont semblé mesurer les conséquences et les risques des examens eux-mêmes, à moins d'y être confrontés. Quelques femmes ont questionné l'usage de ces tests, mais, une fois vécus, les aléas de résultats faux-positifs :

> *Il y avait une mauvaise lecture du pli nucal. Donc, c'était vraiment à titre préventif au départ. Finalement ils nous ont fait rencontrer un généticien. Lui faisait des statistiques… les chiffres étaient un petit peu alarmant selon lui et il conseillait fortement, la gynécologue aussi… Nous autres on était un peu sous le choc : on ne s'attendait pas à ça. On a décidé de se fier à leur jugement […] Après ça, je me demandais si c'était pertinent de passer tous ces tests puis ces échos […] Le test sanguin était très beau. Si on s'était fié à ça […] L'amnio, ça a été rapide, mais le petit bébé n'arrêtait pas de bouger! Il a fallu qu'on attende un peu. Moi, j'avais l'aiguille dans le ventre, donc j'espérais qu'il se calme […] Après l'amniocentèse, on s'était dit « si ça arrivait encore une fois on ne le fera pas. » C'était trop de stress, on aurait pu perdre le bébé. On se disait « non! non! On aurait dû se faire confiance plus. »* [Élise, ind/nat, omni, ces]

Un résultat positif met le couple devant la responsabilité et l'urgence de prendre une décision. Les experts basent leurs raisonnements sur des probabilités, alors que ceux des patients sont basés sur une combinaison d'expérience personnelle, d'émotions et de références sociales.[361] Au final, les parents se retrouvent confrontés à eux-mêmes pour décider, se transformant en pionniers moraux et jugeant des suites pour le fœtus.[362] Ainsi, le diagnostic prénatal change l'expérience de toutes les femmes.[363]

Le dépistage prénatal peut aussi être vu comme une illustration d'une incertitude fabriquée[364] dans laquelle l'accroissement des

---

361 Burton-Jeangros *et al.*, 2013

362 Williams *et al.*, 2005

363 Rothman, 1986

364 Giddens, 1994 dans Burton-Jeangros *et al.*, 2013, p. 147 [traduction libre]

connaissances crée de nouvelles situations de prise de décisions et qui augmente les risques de prendre de mauvaises décisions.[365]

« L'incertitude fabriquée » peut aussi avoir aussi pour effet, comme pour Élise qui a dû la vivre, d'accroître la réflexivité[366] et de devenir consciente des limites des connaissances médicales.

Cela dit, en moins de cinq ans, le dépistage prénatal est devenu une surveillance « normale » de toutes les grossesses au Québec. Les professionnels n'hésitent pas à le prescrire, parfois même sans favoriser un choix éclairé. L'adoption du dépistage prénatal par les femmes s'est fait à l'intersection des progrès technologiques et de la peur d'avoir un enfant handicapé. S'ajoute à cela le désir d'accomplir ce qui est reconnu comme étant la norme pour être une bonne mère.[367] Nous avons aussi observé qu'il devient maintenant difficile d'avouer la possibilité de ne pas passer le test sans se sentir à contre-courant des valeurs de la société. Ainsi, la seule participante ayant refusé le test nous a confié, à la toute dernière rencontre :

> *C'est pas par méchanceté, c'est pas méchant ce que je vais dire. Mais je pense que la trisomie 21, ce ne sont pas des personnes qui méritent tant que ça d'être éliminées de la surface de la planète. Je pense qu'ils sont fonctionnels quand même. Oui c'est un retard, mais… je ne vois pas pourquoi que c'est eux autres qu'on met le doigt dessus de les éliminer, alors qu'on sauve des bébés prématurés qui vont être handicapés […] Je ne sais pas c'est quoi le vrai problème. Pourquoi? Parce qu'on peut le dépister… mais je ne le sais pas, je suis un peu mitigée par rapport à ça.* [Chloé, nat, sf, nat]

Les propos de Chloé font état des conséquences eugéniques des tests de dépistage et illustrent comment ils contribuent à diminuer le statut social des personnes trisomiques ou porteuses d'autres anomalies.[368] Ils montrent également les tensions entre le dépistage prénatal et le droit de vie des personnes atteintes d'anomalies.

---

365 Zinn, 2008

366 Beck, 2008

367 Buchbinder & Timmermans 2011; Landsman, 2009

368 Buchbinder & Timmermans, 2011

Par ailleurs, le dépistage prénatal touche toute la population des femmes enceintes, alors que la probabilité d'anomalies chromosomiques demeure minime. Elles peuvent refuser les tests, mais elles ne peuvent plus éviter de devoir prendre une décision à ce sujet compte tenu de l'offre systématique faite dans le cadre des soins prénataux standards.[369] Cette gestion des risques, basée sur une probabilité statistique, expose chaque femme enceinte à devoir composer avec l'information associée au niveau auquel il est probable que son fœtus en soit atteint. Certains auteurs comme considèrent que :

> L'estimation épidémiologique du risque est basée sur cette forme de pensée. Bien qu'utile en pratique, elle repose sur deux erreurs fondamentales. L'erreur de raisonnement inductif est commise lorsque l'on suppose que, parce qu'un type de résultat s'est produit dans le passé, il se produira donc à l'avenir. Le sophisme écologique est commis lorsqu'une propriété d'une catégorie est attribuée à ses membres individuels.[370]

Se faire une image mentale et être rassurée sur la santé du fœtus. Entendre le cœur fœtal au doppler rassure et concrétise la grossesse. C'est souvent considéré comme le premier signe objectif de la présence du fœtus. Puis, toutes les femmes espèrent la première échographie avec impatience. Rares sont celles qui s'interrogent sur la pertinence ou l'innocuité de cet examen.[371] Les pratiques obstétricales à l'égard de l'échographie varient. Plusieurs médecins prescrivent systématiquement trois échographies dès le début de grossesse. De leur côté, les sages-femmes informent les parents, leur laissant le choix

---

[369] Brauer, 2016

[370] Heyman *et al.*, 2010, p. 92 [traduction libre]

[371] Santé Canada (2019), met en garde contre l'échographie, car « cette forme d'énergie peut, au-delà de certains seuils, entraîner un échauffement destructeur et/ou des interactions avec des particules microscopiques du corps humain » et que même à des fins diagnostiques, elle soit réalisée lorsque les avantages attendus l'emportent sur les risques prévisibles.

à moins d'indication clinique précise, bien que certaines aient recommandé l'échographie morphologique à 20 semaines. Les femmes rencontrées ont eu entre une et six échographies au cours de leur grossesse.[372]

Du point de vue clinique, la première échographie est pour la datation ou la clarté nucale, mais du point de vue des parents, pour « *le réalisme* » et « *la magie* ». La datation par échographie est effectuée de routine dans certaines cliniques médicales. La deuxième échographie à 20 semaines de grossesse est qualifiée de « *celle que tout le monde passe* » et souhaitée pour connaitre le sexe, alors que la raison clinique est le dépistage des malformations. La troisième échographie, vers 30 semaines, est pensée obligatoire par des femmes alors qu'elle dépend généralement du médecin qui fait le suivi de grossesse. Les pressions sociales jouent aussi un rôle sur le recours à ces examens. L'entourage s'informe du sexe du bébé et si tous les tests ont bel et bien été passés comme il se doit. Du côté du couple, si les avis diffèrent, c'est la technologie qui l'emporte.

L'échographie répond au besoin de se rassurer. On observe une tendance à considérer que ce que l'on ne voit pas n'existe pas, d'où une certaine obsession pour l'image. « *Je savais que j'avais tous les symptômes, que j'avais un test positif, mais j'me disais "**SI** j'suis enceinte". Tu sais c'est un peu ridicule [...] C'est un peu la scientifique en moi qui... "tu l'vois pas, tu l'sens pas, tu l'entends pas : y est pas là"... Ç'a été l'échographie [...] OK, y est vraiment là, il est vivant puis y bouge.* » [Héloïse, nat, sf, med]

L'image devient un support pour se projeter dans le futur et se créer des attentes face au bébé. Un motif fréquemment avoué est de rendre la venue de l'enfant plus concrète pour le futur père. Le parent met de l'affect sur l'image échographique : « *Tu sais l'expérience de l'échographie, c'est spécial [...] dans l'fond ç'a mis du réalisme, ça a mis un peu plus d'amour dans l'histoire. Tu le vois, tu te dis il est beau.* » [Bianca, nat, gyn, nat-i]

L'échographie permet de construire le fœtus comme un objet en temps réel dans un environnement technologique particulier[373] où

[372] Sur 25 femmes, onze en avaient eu 2, sept : 3 et six : 4 et plus.

[373] Han, 2015; Nishizaka, 2011

l'intersubjectivité entre l'échographiste et les parents sert de médium pour établir une relation avec le « bébé ». Dans une société largement dominée par l'image, il n'est pas surprenant que les aspects visuels et virtuels de l'échographie donnent un sens réel à la grossesse. La triade de Peirce dans la théorie sémiotique nous permet de mieux comprendre l'effet et l'importance de l'image échographique pour les parents.[374] Selon cette triade, l'image est à la fois une icône, un index et peut fonctionner comme symbole. Ainsi, l'icône est une image qui a des qualités ressemblant à l'objet, comme l'a ressenti Bianca. Lors de l'échographie, des traits de personnalité sont attribués à l'image fœtale qui peut être partagée avec l'entourage. L'image comme index suggère ce que sera un jour le bébé; elle agit comme une preuve visuelle de l'existence du fœtus. Enfin, comme symbole, l'image prend une signification arbitraire, c'est-à-dire qu'elle diffère largement selon les individus. Elle signifie aussi le développement éventuel du bébé tout en permettant également d'établir une relation sociale entre la femme, le fœtus et le réseau familial. Fétichisée, l'image fœtale apporte du plaisir et une compréhension de la proximité de la maternité ou de la paternité. De l'image nait une nouvelle conceptualisation des relations formées avec et autour du fœtus en tant que bébé. En fait, pour un moment, le *scan* éclaire une relation construite avec une image qui s'établirait normalement « dans le noir », en ressentant intérieurement les mouvements du fœtus.[375] L'échographie est même en voie de se substituer à ceux-ci dans l'expérience incarnée des futures mères, les participantes à notre étude les situant derrière l'échographie sur le plan des moments marquants.

Nous pouvons donc constater la dichotomie entre le point de vue médical qui est de dépister les malformations ou les pathologies et celui des parents qui est d'être rassuré avant tout. L'échographie de routine apparait être ce qui est le mieux pour le bébé, tout en oubliant que la prochaine étape logique pourrait être d'interrompre la grossesse. Des participantes ont aussi manifesté un engouement pour un projet de recherche médicale qui donnait accès à une échographie

---

[374] Chilsom, 2011

[375] Clement, Wilson et Sikorski, 1998

supplémentaire en 3D doublée d'une vidéo. Cette technologie, en faisant ressembler le fœtus à un bébé, a le potentiel d'accroître l'emblématique valeur de l'image.[376] La technique 3D agit en « renforçant l'illusion de "voir" le futur bébé et en gommant l'aspect reconstruit de l'image ».[377]

En ce qui concerne la réassurance, il semble bien que celle-ci ne soit que transitoire puisque les femmes, soulagées momentanément sur la « bonne » condition du fœtus, et heureuses de l'avoir vu, continuent d'appréhender son développement « normal ». Cette alternance peut s'expliquer par la double dynamique du pouvoir mise de l'avant par Foucault, soit la puissance qui pèse sur nous et celle qui induit le plaisir.[378] La peur et l'incertitude ressurgissant ne peuvent qu'être soulagées par une nouvelle application de la technologie venant dire que « tout est OK ».[379]

Les examens de routine et le suivi prénatal. Plusieurs participantes suivies en milieu médical nous ont parlé des tests effectués durant la grossesse, les nommant soit les routines ou les cycles 1 (dépistage de la trisomie et autres tests sanguins), 2 (échographie de base et dépistage du diabète gestationnel) et 3 (échographie et autres tests sanguins). La plupart des femmes n'ont pas réellement connaissance de tous les tests effectués. En début de grossesse, elles feront tout ce qui a été prescrit : « *Je ne pense pas qu'il y ait des tests très poussés. Mais c'est ma première expérience, j'suis excitée avec n'importe quoi. J'vois ça bien… j'essaie d'être zen par rapport à ça.* » [Laurence, nat, sf, nat]

Par la suite, certaines deviendront plus critiques et sélectives. Elles se documentent davantage et en refusent, tel celui du dépistage du diabète gestationnel.[380] Toutefois, cette prise de position est plutôt

---

376 Chisholm, 2011

377 Viaux-Savelon, 2013, p. 21 [traduction libre]

378 Harris *et al.*, 2004

379 Brauer, 2016, p. 50 [traduction libre]

380 Le dépistage du diabète gestationnel en grossesse est controversé dans la littérature.

rare et plus fréquente chez les femmes suivies par des sages-femmes. Pour au moins le tiers des femmes, dont sept étaient suivies par un omnipraticien ou un gynécologue-obstétricien, les tests ont répondu à leur besoin d'être rassurées et quelques-unes les pensaient obligatoires. Les questionnements ont surgi surtout en cas d'imprévu.

En fait, on retrouve deux courants de pensée, soit de recourir à tous les tests proposés pour se rassurer, soit questionner la pertinence des tests et leur nombre, étant donné que la grossesse n'est pas une maladie. Ainsi, Miranda s'abandonne complètement aux nouvelles technologies :

> *Je trouve ça fantastique. Je suis contente que ça existe. « Si ça existe, je l'utilise ». Ce que je trouve bien, c'est que c'est rodé. C'est vraiment solide le programme de suivi. Ils savent quoi, comment. Ma belle-sœur a accouché en octobre et le bébé avait un problème de cœur. Il a été transféré rapidement à Montréal. Merci à la technologie, ça a sauvé sa vie.* [Miranda, nat, gyn/sf, nat]

Les propos de Miranda nous amènent à penser que pour certaines femmes, la fonction première des tests est de permettre de sauver la vie, d'où leur recours sans réticence. L'aspect consommation d'un produit disponible, censé avoir prouvé son efficacité, est aussi attrayant. Pour Wendy, c'est davantage une question d'être rassurée, car ça fait partie d'une surveillance médicale de l'état de santé, indépendamment de l'absence de symptômes : « *Moi, j'aime mieux qu'il y en ait plus que pas assez! Ça me rassure. Je n'en ai pas fait… depuis sept ans. Qu'est-ce qui a pu se passer depuis ce temps? Je ne le sais pas…* » [Wendy, med, gyn, med]

Pour sa part, Jessica aime se renseigner sur chacun des tests et faire des choix éclairés. Elle évalue en fonction de ses besoins, des bénéfices et du calcul des risques. Elle se propose de limiter davantage les tests lors d'une prochaine grossesse. Toutefois, elle se montre plus réticente envers les tests ou interventions appliqués au bébé :

> *Ce n'est pas tant les tests qu'on fait sur nous que les choses à l'accouchement, à la naissance du bébé, qu'ils font d'emblée […] Moi il y a des affaires que je me dis : « Quand tu as une chance sur 300 000, si advenant que… » J'aime quand même aller lire puis prendre*

une décision éclairée [...] On est des personnes intelligentes, on est capables d'aller peser les pour et les contre, puis de décider certaines choses. J'aime l'idée du choix éclairé. [Jessica, nat, sf, nat]

Cependant, les questionnements sont en partie liés aux valeurs personnelles des femmes et à l'offre déterminée par les pratiques de chaque médecin ou sage-femme. Le mot « routine » est officiellement utilisé dans le milieu médical pour désigner en tant qu'ensemble les différents tests de dépistage montrant ainsi aux femmes qu'ils font partie intégrante des soins prénataux. Cet usage sémantique n'est pas anodin, car les tests deviennent ainsi un tout plus difficile à questionner ou auquel s'opposer. Il permet entre autres d'introduire dans « le lot » le dépistage de la trisomie, vu par les femmes comme une simple prise de sang et une échographie. Il normalise ainsi le recours à une panoplie de tests, prise dans son ensemble comme étant « le *gold standard* » d'un bon suivi de grossesse auquel chaque femme aspire.

Le suivi prénatal consiste donc largement à dépister les risques susceptibles de nuire à la santé du fœtus. Les femmes étaient aussi informées par les professionnels des différents dangers présents dans la vie quotidienne et des comportements susceptibles de nuire au fœtus. La notion de risque est omniprésente et les femmes adoptent différentes stratégies pour les contrer. Bon nombre de femmes, principalement suivies par des gynécologues, délèguent au professionnel expert le choix et l'interprétation des tests. Elles se sentent ainsi confortées. D'autres, plus critiques, veulent éviter une surmédicalisation par les tests, mais demeurent ambivalentes en ne parvenant pas à mettre à distance la notion de risque. Elles soupèsent les avantages et les inconvénients, pour en venir à prendre la décision qui leur semble la plus raisonnable, mais vont pencher plus souvent en faveur du test. Les attitudes des femmes envers les tests et les stratégies utilisées oscillent donc entre ces pôles et évoluent parfois au fil du suivi, ce qui rend difficile une catégorisation fixe, déterminée par le profil de la femme elle-même. Ce constat s'éloigne toutefois de la classique polarisation opposition-acceptation de la médecine de surveillance.[381] Ce phénomène doit être envisagé dans une perspective dynamique. Les primipares se conforment généralement à ce qui leur apparait être la norme, à moins d'être invitées et soutenues pour discuter davantage la pertinence de chaque test. L'approche au risque individualisée, c'est-à-dire basée sur sa probabilité personnelle que son fœtus soit atteint d'une anomalie[382], accentue la responsabilité des femmes à veiller à ce que celui-ci soit en bonne santé.[383] Il est donc facile de voir émerger des sentiments de culpabilité. Cela montre aussi l'omniprésence du risque sous-jacent au suivi prénatal, générant souvent des tensions entre leurs besoins de réassurance et de quiétude.

L'appropriation de la technologie par les femmes et leurs conjoints. L'usage d'outils informatiques par les futurs parents est de plus en plus répandu. Ainsi Pascale et Gabrielle utilisaient un logiciel ou une application pour suivre le développement du fœtus chaque semaine. Elles avaient programmé des alertes pour certains rappels. Elles pouvaient y recevoir des conseils pour chacune des étapes. Les conjoints d'Isa et de Florence ont eu recours à une application pour calculer la fréquence des contractions. Pour entrer en relation avec le fœtus, Florence et son conjoint aimaient lui faire entendre de la musique en posant leur iPad directement sur le ventre. De plus, ils avaient fait l'achat d'un appareil à ultrasons sur Internet pour écouter le cœur fœtal sur une base quasi quotidienne. Pour sa part, Nadine a pu trouver un programme lui permettant de combiner des résultats d'examens afin de déterminer elle-même son niveau de risque pour la trisomie 21 : « *J'ai trouvé un système sur Internet, un logiciel qui pouvait rassembler les deux données… j'allais être en mesure de prendre une décision, je n'avais pas besoin de me fier à la science infuse et aux multiples tests qu'on pouvait me proposer pour un prix exorbitant.* » [Nadine, nat, sf, ces]

Le marché de la consommation est en pleine effervescence pour développer de nouvelles applications sur les téléphones « intelligents »,

---

381 Hammer et Burton-Jeangros, 2013

382 Williams *et al.*, 2005

383 Hammer & Burton-Jeangros, 2013; Marshall & Woollett, 2000

de nouveaux logiciels, certains ciblant plus les futurs pères, ainsi que la vente libre d'appareils à ultrasons destinés aux femmes enceintes. De cette façon, les technologies offrent un nouvel espace pour l'apprentissage, la responsabilisation pour sa santé et l'autosurveillance.[384] Ces outils proposent directement aux femmes la possibilité de produire des connaissances diagnostiques à propos de leur corps et de leur santé.[385] Ce phénomène en émergence aura certainement un impact culturel et social intéressant à documenter dans le futur.

Accouchement et technologies

Le voyage de la femme dans l'univers technologique de la naissance débute avec le test de grossesse, puis tourne autour d'une autre technologie, soit l'échographie et les autres soins prénataux de routine auxquels l'obstétricien ou la sage-femme l'invite à se soumettre. La dernière étape du voyage est la chambre d'accouchement. En fin de grossesse, plus informées, seulement deux femmes ont maintenu leur intention d'un accouchement médicalisé et trois sont demeurées indécises (voir Figure 1/p. 44). La réalité s'est révélée différente des intentions, puisque 13 femmes sur 25 ont eu un accouchement médicalisé avec plusieurs interventions.

Contrairement au suivi de grossesse, la plupart des femmes ne veulent pas d'interventions lors de l'accouchement, à moins d'une urgence. Mais de leur point de vue, lorsqu'elles parlent d'interventions, de quoi s'agit-il exactement?

Interventions obstétricales : le point de vue des femmes. Les interventions obstétricales les plus fréquemment nommées par les femmes étaient le déclenchement, la césarienne et les forceps. Le déclenchement et la césarienne ont été évoqués comme non souhaités. En fait, près d'une Québécoise sur trois subit un déclenchement. Les taux variant selon les régions démontrent des différences de pratique associées à des indications inappropriées, c'est-à-dire inacceptables

384 Johnson, 2015b
385 Childerhose & Macdonald, 2013

selon les données probantes.[386] La péridurale est davantage considérée comme un moyen de soulager la douleur. Toutefois, plusieurs femmes ont parlé de ses répercussions sur la mobilité et la poussée ou de ses effets sur le bébé; ce qui les a rendues ambivalentes ou motivées à s'en passer.

Les femmes qui se sont montrées plus flexibles quant aux interventions étaient suivies par un gynécologue-obstétricien; certaines tenant à préciser qu'elles ne s'opposeraient pas à une décision médicale. Or, il a été démontré qu'une attitude de flexibilité entraîne un plus grand nombre d'interventions[387], dans un environnement où la technologie est devenue une pratique ritualisée.[388] Stratégie efficace d'adaptation, la flexibilité est une arme à double tranchant, puisqu'elle crée également une ouverture aux impératifs de la technologie.[389] Contrairement à la croyance culturelle occidentale, ce n'est pas toujours la situation qui requiert la technologie. Ainsi, une méta-analyse[390] a démontré que le soutien contribuait à diminuer les interventions obstétricales de manière significative. Même si les femmes veulent éviter ces interventions et sont conscientes que leur taux est élevé en centre hospitalier, plusieurs choisissent tout de même d'y accoucher avec un gynécologue-obstétricien à cause de leur crainte d'un risque potentiel de complications. Ceci fait dire à Hivon et Jeminez :

> au Québec, on semble avoir perdu de vue que l'obstétricien est avant tout un spécialiste des complications de la grossesse et de l'accouchement. Pourquoi alors s'étonner qu'il se tourne inévitablement vers le Pitocin ou l'épidurale

---

386 L'INESSS recommande une diminution des interventions de déclenchement ou d'accélération du travail étant donné qu'elles représentent aussi « le second plus fort potentiel de réduction du recours à la césarienne au Québec » (Rossignol *et al.*, 2012 :120).

387 Kornelsen, 2005

388 Cheyney, 2011; Davis-Floyd, 2003

389 Kornelsen, 2005

390 Hodnett *et al.*, 2013

pour gérer des problèmes d'accouchement? C'est ce qu'il connait.[391]

Florence, convaincue de la nécessité d'une péridurale, mais inquiète des effets, avait trouvé des informations soutenant ses convictions puis a établi une stratégie avec son médecin : « *J'veux la péridurale, mais je veux le moins d'examens possible, le moins de manœuvres, le plus naturel possible [...] Y'en a qui ont dit que ça retarde l'accouchement étant donné que les contractions... tu pousses moins bien. Je me suis entendue avec mon médecin. Je vais faire le plus longtemps que je peux pour être motrice, pour être capable de la pousser...* » [Florence, med, gyn, med]

De son côté, Wendy n'avait pas cherché à en savoir davantage à partir du moment où le médecin lui a confirmé qu'il n'y avait aucune contre-indication à la recevoir dans son cas.

Pendant le travail, le fait d'entendre le cœur fœtal à l'aide du fœtoscope électronique rassure les femmes. Elles veulent aussi être informées et avoir des explications en regard des interventions.

Être de son temps : La technologie est associée à « être de son temps » par plusieurs femmes qui se disent alors ne pas être modernes ou faire des choix « grano »[392] lorsqu'elles s'en écartent.

Pour Jessica, il y a des aspects avantageux à la technologie, mais d'autres plus questionnant, en particulier en matière de grossesse et de naissance. Comme plusieurs femmes, elle choisit les tests durant la grossesse, mais devient plus réservée en ce qui concerne l'accouchement :

> *Ça ne me tentait pas de vivre la médecine à outrance dans ma grossesse, parce que ce n'est pas une maladie. Les femmes ont tout le temps accouché depuis... tout le temps! C'est normal d'utiliser ce qu'on peut utiliser. J'ne suis pas du genre... je les ai faits les tests sanguins,*

---

[391] Hivon et Jeminez, 2007, p. 64

[392] Expression québécoise : « dont le style de vie est basé sur une alimentation naturelle, sur des valeurs écologiques et pacifistes ». Druide informatique inc., 2016).

mais d'un autre côté la gestion de la douleur… je pense que je vais essayer de le faire par moi-même. [Jessica, nat, sf, nat]

Les femmes choisissant un lieu de naissance alternatif cherchent à éviter les interventions inutiles lors de l'accouchement, mais pas la technologie en général. Leur conscience de celle-ci les amène à considérer l'accouchement comme étant un moment différent de la vie et à vouloir l'utiliser avec circonspection, comme elles le font souvent envers les différentes facettes de la technologie dans la vie de tous les jours.

Bien qu'aller au-delà de la douleur soit consentie dans des activités comme le sport, le tatouage ou le *piercing*[393], elle est socialement perçue comme dépassée en contexte d'accouchement, puisque les femmes en Occident disposent de moyens technologiques pour la contrer. Certaines participantes mentionnent le refus de plusieurs femmes de ressentir la douleur des contractions, ce qui les fait se sentir marginales de ne pas recourir à la péridurale :

Je trouve que dans notre nouvelle génération, on dit qu'on veut rien sentir… on s'engourdit trop peut-être facilement. J'ai un peu cette opinion, mais en même temps je suis gênée de dire : « ah! j'vais accoucher naturel ». J'veux pas juger celles qui l'ont pris, en même temps, j'me dis j'veux pas jouer à la super fille qui est capable de le faire, ce n'est pas ça l'idée. C'est plus… je veux laisser aller un peu plus la nature. [Isa, ind/nat, gyn, med]

Ces divergences d'opinions créent des tensions entre ce qui est reconnu comme la norme et son propre désir, entraînant parfois un sentiment d'ambivalence dans sa prise de décision ou dans sa manière de l'assumer. Le modèle technocratique de l'accouchement est le modèle dominant. L'idée sous-jacente est que la puissance de l'accouchement apparait comme un élément qui doit être contrôlé.[394] Même les femmes qui veulent faire l'expérience de l'accouchement dans son intégralité sont aux prises avec son influence. Cette

---

393 Le Breton, 2006

394 Kornelsen, 2005

marginalité a des conséquences importantes sur le choix ou les possibilités évaluées par les femmes.[395] Les technologies ancrées dans notre environnement empêchent d'en prendre conscience, privant ainsi de la possibilité d'y résister ou d'agir autrement.

La région de Québec fut la première à utiliser couramment la péridurale en raison du grand nombre d'anesthésistes exerçant sur son territoire.[396] Cinquante ans plus tard, nous rencontrons parfois trois générations de femmes ayant accouché avec péridurale. Cela contribue à sa forte adhésion culturelle et à son assentiment social. Le choix est ainsi illusoire ou demande à tout le moins une déconstruction personnelle de ses ancrages. Selon Franklin[397], le modèle culturel de l'accouchement entraîne une dépendance envers les médecins et la technologie.

Questionnements en rapport avec les interventions : La possibilité d'interventions au moment de l'accouchement est associée à l'hôpital. C'est un endroit considéré d'emblée par les participantes comme un milieu comptant plusieurs interventions dites « de routine ». Cependant, seulement quelques femmes sont informées et conscientes de la cascade d'interventions pouvant s'enchainer à partir du moment où il y a recours, soit à un déclenchement, soit à une péridurale.

Parce que bien informées, Nadine et d'autres femmes ont trouvé une autre fenêtre pour tenter d'échapper à la médicalisation de l'accouchement. Elles en concluent que les interventions ne sont pas, dans la plupart des cas, absolument indispensables. Ne pas être dans l'environnement technologique d'un hôpital augmente, selon elle, les chances de ne pas en faire l'expérience.

La vision médicale de l'accouchement repose sur la prémisse qu'il s'agit d'un évènement risqué ou dangereux, et que l'intervention

---

395 Franklin, 2014

396 Le taux de péridurale dans la région de Québec était déjà de 43 % comparativement à 20 % dans la région de Montréal en 1978 et à 20 % pour l'ensemble de la province (ASPQ, 1980).

397 Franklin, 2014

médicale standardisée aide toujours à réduire ce danger, alors que dans les faits, elle contribue parfois à le créer.[398] En fait, une pratique véritablement fondée sur des preuves favoriserait moins d'interventions comme celle de l'induction du travail et de la surveillance électronique du cœur fœtal. Les ressources technologiques utilisées amènent à traiter la grossesse comme un évènement pathologique.[399] De plus, la valeur accordée aux mesures objectives par les tests et les machines, au détriment de l'expérience subjective des femmes, concourt à transmettre aux femmes un message que leur corps est déficient. Le chemin d'accès à un accouchement géré médicalement est la confiance aveugle dans les technologies courantes de la grossesse et de l'accouchement.

Donner naissance selon trois perspectives. La technologie transforme le vécu des femmes à toutes les étapes, y compris celle de l'accouchement. Les témoignages révèlent des différences marquantes selon qu'elles ont donné naissance par césarienne, avec péridurale ou naturellement.

Donner naissance par césarienne : Près du tiers ont donné naissance par césarienne, ce qui correspond à la moyenne québécoise qui est d'environ 24,6 %.[400] Aucune n'a souhaité avoir cette intervention. Toutes ont été déçues et l'ont vécue comme une défaite, bien que rationnellement, elles se disaient que devant l'impossibilité de terminer le travail, la césarienne s'était avérée la solution appropriée pour faire naitre leur enfant. Leurs réactions au moment de la décision de césarienne, allaient de la surprise à la colère et passaient par le besoin d'avoir un temps « pour digérer » la nouvelle. C'était aussi un choc pour le conjoint. Au moment de l'opération, les femmes se sont senties seules et le conjoint écarté : *« Je suis toute seule ici! Je vais avoir une opération, qu'est-ce que c'est ça? Je vais avoir un bébé, et je vais être toute gelée.*

[398] West, 2011

[399] Franklin, 2013

[400] ICIS, 2016

Mon chum a fini par entrer. Ça s'est mis à brasser! Ça m'a vraiment surpris la sensation que ça donne. C'était vraiment bizarre. » [Daphnée, ind, gyn, ces]

Elles ont toutes été en travail sauf Élise, dont la césarienne a été programmée, son bébé se présentant par le siège.[401] L'arrêt de progression en travail ou à la poussée a été la principale raison de césarienne pour la moitié d'entre elles. Toutefois, la décision a été prise en urgence pour les trois autres, après une cascade d'interventions. Le terme « césarienne d'urgence » est effrayant pour les femmes.[402] Ajouter à cela que l'information est largement déficiente avant, pendant et après cette intervention, peu importe les circonstances. Ainsi, Roselyne est demeurée encore perplexe, six semaines plus tard, d'avoir accepté la césarienne au moment où l'anesthésiste avait avisé qu'il devait quitter le centre hospitalier : « *Est-ce que j'avais des choix ou je n'avais pas le choix. C'est pour ça je dis j'ai hâte d'avoir les réponses à mes questions parce qu'après, j'ai lu beaucoup sur les césariennes d'urgence. [...] J'veux voir mon rapport, faut que je le lise. Je disais en farce... mon accouchement c'est... un fichier classé X-Files, avec qu'est-ce qui s'est passé. Il faut que je le lise.* » [Roselyne, ind, gyn, ces]

En outre, des aspects professionnels et organisationnels entraient en jeu pour certaines, comme les relations conflictuelles avec le personnel médical. Les normes hospitalières et l'attitude des infirmières, résidents et médecin, disqualifiant le vécu des patientes, créent des conditions nuisibles au soutien des femmes. Une infirmière en obstétrique et anthropologue québécoise évoque aussi le nombre trop grand de femmes dans les centres hospitaliers accoucheurs[403], ce qui amène « une charge de travail importante nécessitant l'utilisation

---

[401] Depuis les années 2000, cette chirurgie est pratiquée presque systématiquement lorsque le bébé se présente par le siège. C'est le résultat de l'application immédiate de nouvelles normes obstétricales à la suite d'une étude menée par Hannah *et al.* (2000), qui a été contestée par la suite. Pourtant, cette pratique perdure malgré des données probantes à l'effet que l'accouchement par le siège peut être sécuritaire.

[402] Redshaw & Hockley, 2010; Tully & Ball, 2013

[403] Le nombre de naissances est de 3000 à 5000 naissances dans chacune des installations de Québec.

de technologies et de techniques permettant une surveillance de la normalité de l'accouchement ».[404] La normalité du travail est évaluée en fonction de la durée de chacune de ses phases, chiffrée selon la courbe de Friedman.[405] « Si le col stagne dans son évolution, des "discussions" débutent avec le couple pour les options médicales d'augmentation des contractions soit par la rupture des membranes ou par la perfusion intraveineuse d'ocytocine ».[406] Pourtant, un temps d'attente suffisant devrait être accordé tant que la condition maternelle et fœtale le permet, dans le but d'éviter des interventions obstétricales. Ce temps semble être plus long que prévu traditionnellement en obstétrique.[407]

La césarienne était tout ce qu'elles ont voulu éviter, mais a été jugée nécessaire dans leur situation. Elles se sentent rapidement coupables si elles ont l'impression de persister dans des choix alternatifs à la technologie et à la médecine. Elles ont aussi le sentiment de paraitre égoïstes lorsqu'elles évoquent leur déception. Elles ont hésité à parler de leur vécu avec leur entourage, lequel est là pour leur rappeler que l'important est que « le bébé soit en santé » : « *Quand tu veux faire ça vite, tu racontes ça vite, donc "Ah! La césarienne c'était ben correct, petites complications à part ça, c'est beau"* » nous confiait Élise. Pourtant, lors des entretiens, les femmes ont abondamment parlé des complications physiques et émotionnelles qu'elles ont subies.[408] Parler du vécu négatif devient tabou, ce qui contribue à renforcer la croyance faisant de la césarienne une valeur sûre. La décision de pratiquer certaines césariennes semble nécessaire en raison d'un cycle

---

404 Fréchette, 2015, p. 83

405 Friedman, 1995. L'OMS et la SOGC proposent des partogrammes différents, mais toujours axés sur le temps.

406 *Idem*, p. 84 [traduction libre]

407 Spong *et al.*, 2012

408 Se sentir droguée par l'anesthésie au point de ne pas reconnaitre son conjoint; hémorragie et infection pour une femme; infection chez un bébé; problèmes respiratoires et transfert à l'unité néonatale pour un autre; période dépressive pour une femme.

culturellement construit d'attentes, d'éducation et de pratique.[409] Ainsi, les interventions lors de l'accouchement sont anticipées et banalisées, même dans le cas de la césarienne, contribuant ainsi à reproduire un cycle d'augmentation. Elle hypothèque la façon de penser une prochaine grossesse. Est-ce que l'on voudra tenter un accouchement naturel ou ira-t-on vers une autre césarienne ?

Accoucher sous péridurale : Cela transforme le vécu physique, émotif et relationnel des femmes. Six participantes ont accouché sous péridurale.[410] C'était une décision de longue date seulement pour Wendy et Florence, mais les autres ont voulu l'éviter. Elles l'ont demandée ou on leur a proposé pour diverses raisons : rupture de membranes pour Isa, travail plus long que prévu pour Héloïse ou douleur devenue insupportable lors du déclenchement pour Odile et Valérie. Odile exprime s'être sentie dans un grand état de vulnérabilité: « *J'ai appris plus tard en lisant sur le Cytotec*[411] *et après avoir parlé avec d'autres femmes que les contractions sont souvent plus fortes et rapprochées avec ce médicament. Je tolère généralement bien la douleur, mais je ne pouvais anticiper ressentir une douleur si intense. C'est inimaginable. Je me suis sentie dans un tel état de vulnérabilité.* » [Odile, nat, gyn, med]

Il est reconnu que le déclenchement, l'accélération du travail et la rupture artificielle des membranes augmentent la probabilité d'avoir une péridurale, comme cela a été le cas pour nos participantes. L'offre de péridurale par les infirmières ou les résidents est quasi systématique.[412] Des contractions plus fortes, plus rapprochées et produites de manière artificielle perturbent les mécanismes endogènes liés au processus de l'accouchement et augmentent la difficulté à composer avec la douleur.[413]

---

[409] Tully et Ball, 2013, p. 108 [traduction libre]

[410] Quatre femmes suivies par un gynécologue-obstétricien, une par un omnipraticien, une avec une sage-femme.

[411] Le Cytotec (misoprostol) est un stimulant utérin puissant utilisé pour déclencher le travail.

[412] Fréchette, 2015

[413] Buckley, 2015; Odent, 2005

Durant le travail, la plupart des participantes ont eu peur ou vécu des inconforts. Leurs conjoints ont trouvé long et difficile le fait de voir souffrir leur femme; c'était l'inconnu pour eux aussi. La moitié des participantes étaient en position couchée et recevaient peu ou pas de soutien du personnel, malgré l'importance reconnue de la mobilité et du soutien pour diminuer la douleur.[414] Par ailleurs, l'anticipation et le stress du partenaire, de même que sa préférence en ce qui concerne la gestion de la douleur, peuvent influencer l'expérience de la femme.[415]

Une fois sous péridurale, Héloïse, Isa et Valérie ont connu une certaine déception. Toutes ont été invitées à se reposer, mais l'ont fait avec plus ou moins de succès : Wendy par manque d'intimité, Odile par inquiétude pour son bébé et Isa n'a pas aimé la sensation de ne pas sentir ses jambes. De plus, l'expérience vécue intérieurement se transforme, l'attention devient portée vers l'extérieur. Héloïse ou Florence se sont réjouies des interactions avec le personnel, alors que d'autres se sont senties dépossédées de leur travail ou du contact avec leur bébé. Pour Florence, le travail est devenu un divertissement en attendant son bébé : « *Quand j'ai eu ma péridurale, ç'a été une vraie joke. L'médecin est arrivé, il nous racontait qu'il avait failli avoir un ticket la semaine d'avant. L'infirmière nous racontait sa vie. La résidente contait des jokes, je n'étais pas la fille qui crie, qui hurle. J'avais du fun, j'm'en allais avoir mon bébé.* » [Florence, med, gyn, med]

Ces deux types de réactions émotionnelles sont présentes chez les femmes sous péridurale, l'une d'elles est particulièrement marquée par un subtil sens de l'inquiétude et de l'ambivalence.[416] Même les femmes se disant satisfaites ressentent souvent un mélange d'inquiétudes, de doutes, de déception diffuse ou de culpabilité plutôt que de montrer de l'insatisfaction. Les femmes ont quand même vécu de l'inquiétude et de l'ambivalence, même si le milieu médical a approuvé ou recommandé la péridurale. Par ailleurs, actrice principale de son expérience, la femme voit son rôle modifié à la suite de la péridurale,

414 Hodnett *et al.*, 2013

415 Steel, 2015

416 Jepsen et Keller, 2014

agissant davantage comme spectatrice ou encore, comme hôtesse de l'évènement.[417]

Au moment de la poussée, toutes ont dû apprendre à le faire en l'absence d'un réflexe instinctif :

> *La résidente m'avait dit au dernier examen « est-ce que tu sens mes doigts? » et j'avais dit « oui je les sens un petit peu ». Elle m'avait montré où pousser [...] On dirait que j'ai... bien assimilé, ça m'a rassurée [...] La nouvelle infirmière m'a dit « OK regarde j'vais te montrer comment respirer » « Faut que tu retiennes ton souffle 10 secondes » et elle disait à mon chum « compte les 10 secondes ». C'était drôle de les voir, elles puis mon chum, ils comptaient « UN : DEUX : TROIS ». Je trouvais que c'était joyeux, c'était comme un petit marathon, ils étaient « bon OK vas-y, on va voir, elle s'en vient! Elle s'en vient! »* [Isa, ind/nat, gyn, med]

Comme nous pouvons le constater, la péridurale induit une ambiance où les intervenants prennent en charge l'accouchement. Au moment de la poussée, l'équipe médicale arrive au grand complet. L'ambiance est décontractée et frôle parfois le manque de respect. Sous le couvert de l'humour, l'environnement devient propice au contrôle médical et à l'intervention: « *Il disait "amenez-moi du lubrifiant, de la crème, du beurre n'importe quoi" il niaisait. Il dit "j'vais aller travailler ça c't'entrée-là, moi". Il riait, pince-sans-rire un peu le monsieur. Il disait tout ce qui lui passait par la tête [...] c'était vraiment comme ton oncle ou... quelqu'un qui s'en vient qui dit "bon r'gardez on s'en va, on fait ça de même, telle affaire"* » [Isa, ind/nat, gyn, med]

Pour la moitié des femmes, la naissance est décrite comme irréelle, virtuelle... et quatre d'entre elles parlent de la sensation du bébé, gluant et glissant, déposé sur elles : « *Ce que je peux dire, c'est vraiment irréel... comme intervention en tout cas. Fait que oui! C'est pas mal ce qui résume l'expérience finalement de l'accouchement.* » [Isa, ind/nat, gyn, med]

Toutes ces femmes nous ont parlé des différentes complications qu'elles ont vécues : fièvre en travail, décélération du cœur fœtal, ventouse ou forceps. Puis, des divers problèmes subis par le nouveau-

---

[417] Jepsen et Keller, 2014

né (besoin de réanimation, infection) ou elles-mêmes (hémorragie, sonde vésicale, déchirure du 4e degré). Elles en parlent abondamment en les imputant à leur accouchement, mais sans faire de lien nécessairement avec la péridurale.

L'utilisation de la péridurale durant le travail fait sortir de la catégorie des accouchements considérés « normaux » et augmente les risques d'interventions.[418] Bien que la médecine tente d'améliorer la technique de la péridurale, entre autres en modifiant les médicaments ou les doses utilisés, elle ne remet jamais en question son usage routinier[419] malgré les conséquences négatives connues.

Les savoirs et les pratiques qui soutiennent le processus de la naissance ne sont généralement pas considérés dans les naissances médicalisées. L'accent est mis sur les normes rationnelles de la science et de la sécurité valorisant la technologie, entretenant ou créant des pratiques malgré l'absence de preuves concluantes. De plus, la recherche biomédicale axée sur un type particulier de connaissances, résultant de l'acceptation de la technologie comme l'option à privilégier dans la culture occidentale de l'accouchement, contribue à entretenir le discours de la sécurité de la péridurale, malgré l'examen des conséquences négatives.[420] Ainsi, la nécessité de la péridurale lors de l'accouchement est bel et bien une construction sociale. D'une part, dans la quête du progrès, la relation complexe entretenue par la société à l'égard de la technologie conduit à considérer les avancées technologiques comme à la fois neutres et supérieures, ce qui influence la hausse des interventions.[421] Le discours à l'effet que la douleur de l'accouchement doit être éradiquée entraîne la conclusion tacite que l'augmentation des interventions obstétricales est un risque acceptable. D'autre part, une fois entré dans le cycle de la péridurale, il devient difficile de faire autrement. L'expérience vécue contribue à créer un habitus qui donne lieu à un mouvement où, de mère en fille, le cycle se poursuit, comme dans le cas de Florence et Wendy, ou de

---

418 OMS dans Newnham *et al.*, 2016

419 Taux moyen de 72 % au Québec (ICIS, 2016)

420 Newnham *et al.*, 2016

421 *Ibid*

femme en femme, comme dans la région de Québec où celles qui veulent donner naissance de manière naturelle se sentent marginalisées.

Accoucher naturellement : Douze femmes ont donné naissance de manière dite naturelle.[422] Leur accouchement a été de durée très variable.[423] Sauf Miranda, plus ambivalente, toutes les femmes ayant accouché de manière naturelle ont eu une attitude positive envers le travail, bien que certaines aient été surprises, au début, par les contractions.

Karina, sous déclenchement, a fait preuve d'une volonté inébranlable : « *J'ai dit : "OK, on peut commencer." Je n'étais pas contente avec ça, mais j'ai dit : "OK, c'est ce qu'il faut faire, on va le faire"* ». Elle évoque aussi les contraintes de l'appareillage :

> *La plupart du temps j'étais couchée, parce que j'étais attachée aux deux machines. Mais, souvent j'allais à la salle de bain, je me déplaçais et après je demandais le ballon. Mais même au ballon, quand je bougeais ils disaient « OK! Attends! Parce qu'il faut qu'on écoute le cœur du bébé! » J'avais le ballon, mais je n'avais pas de mobilité, parce que lorsque je bougeais, l'infirmière venait pour le soluté.* [Karina, nat, gyn, nat-i]

Les entraves liées à ces technologies interfèrent avec la possibilité de se mouvoir, alors que la mobilité est un facteur contribuant à favoriser le travail. Toutes les autres femmes se sont senties soutenues par les sages-femmes ou les infirmières. Bianca avait d'ailleurs dit à son arrivée au CH : « *on aimerait avoir une infirmière qui est habituée aux accouchements naturels. Donc, ils ont fait attention à ça.* » Et elle affirme que c'était essentiel.

En outre, toutes les participantes ont insisté sur l'importance du soutien de leur conjoint.

---

[422] Sept suivies par une sage-femme, quatre par un gynécologue-obstétricien, une par un omnipraticien.

[423] Certaines ont vécu des phases de latence pouvant durer jusqu'à deux jours et un travail variant entre quatre à 24 heures.

Toutes les femmes ayant accouché en milieu médical (5) se sont vues offrir différentes interventions pour accélérer leur travail ou à tout le moins la possibilité d'intervenir fut évoquée à maintes reprises. Ainsi, il a été question « *d'un petit boost pour augmenter les contractions* » de Pascale, puis d'une épisiotomie, finalement non réalisés. Cependant, son omnipraticien a tout de même « *passé le crochet* » pour vérifier que les membranes étaient bel et bien rompues. Yasmine s'est vu mettre un soluté « au cas où » et le moniteur fœtal électronique à certains moments durant son travail, puis en permanence à la poussée. De plus, le gynécologue-obstétricien a rompu ses membranes avant la poussée. Pour Bianca, il avait été question d'accélérer son travail :

> *Ils m'ont parlé d'une pilule, parce que je pense je ne dilatais pas assez vite. Mais je n'ai pas dit oui tout de suite. Après, ça avait avancé [...] [Q : Et la rupture des membranes, comment s'est prise cette décision?] On le savait que de toute façon, un moment donné, ça allait se faire. Je n'ai pas accepté tout de suite. J'ai demandé une heure [...] on a accepté parce que c'était correct, c'était pas trop... manuel je te dirais. Ce n'était pas une intervention qui allait faire que c'était pu naturel d'accoucher. C'était pas un déclencheur, c'était pas une péridurale ou quoi que ce soit. C'était acceptable pour nous.* [Bianca, nat, gyn, nat-i]

L'hôpital demeure le lieu où le risque d'avoir des interventions est le plus grand dans les situations normales qui n'en requièrent pas. Par ailleurs, en action ou a posteriori, les femmes tendent à départager les interventions obstétricales pour mesurer l'écart entre leurs attentes et ce qui avait été possible dans la réalité. Elles ont été prêtes à montrer une certaine flexibilité, mais le facteur clé a semblé être de savoir si l'intervention est perçue comme nécessaire ou peut être définie comme « mineure » dans ses effets. Ainsi Bianca a soupesé les interventions proposées en regard de leur impact sur son projet d'accouchement naturel, qu'une médication pour stimuler le travail ou une péridurale aurait clairement contrecarré, pour elle. Les définitions individuelles et la valeur des aspects spécifiques accordée à l'accouchement médicalisé ou à l'accouchement « naturel » illustrent l'enchâssement de la médicalisation dans la culture de la naissance puisque les femmes ne remettent généralement pas en cause l'utilisation d'autres technologies que la péridurale lors de l'accouchement.[424]

C'est à la poussée que l'expérience devient encore plus singulière selon le type de suivi. Les femmes ayant accouché avec une sage-femme retrouvaient leur énergie et canalisaient leurs forces. « Intensité », « puissance », « instinctif » sont les mots qu'elles ont utilisés pour décrire la poussée. Elles ont suivi leur envie de pousser et ont varié les positions selon leur ressenti ou parfois selon des suggestions de la sage-femme : « *Je faisais des sons un peu plus graves, j'essayais de guider le bébé vers le bas. Finalement je suis allée sur le lit, à quatre pattes sur le ballon. On a travaillé comme ça un bon bout. Un moment donné elle m'a dit « si tu veux aller dans l'eau, ça serait là* » [Camille, nat, sf, nat]

En milieu médical, l'expérience s'est révélée tout autre. Pascale, suivie par un omnipraticien, a commencé à sentir l'envie de pousser dans le bain. Prise au dépourvu par cette sensation très puissante, elle a eu peur. Elle s'est retenue durant un certain temps, puis a commencé à pousser en position couchée sur le côté, comme elle l'avait visualisé jusque-là :

> *Quand le médecin est arrivé, il a dit « Non! non! » Il dit « Faut que tu me fasses ça. Faut que tu m'en fasses deux puis si t'es capable trois quand ta contraction dure puis faut que tu pousses plus. Quand t'as envie d'arrêter, faut que tu continues ». Cette directive a été efficace pour moi, pour comprendre ce que j'avais à faire. C'est là où je dis que probablement que si tu n'es pas couchée, tu dois le sentir probablement plus.* [Pascale, ind/nat, omni, nat]

Des études montrent la difficulté pour les intervenants de changer leurs modes d'intervention, même lorsqu'ils ont l'intention sincère de maximiser l'intégrité du processus de l'accouchement. Les anciens repères refont surface rapidement, en particulier lorsque les évènements ne se déroulent pas comme ils le souhaitent.[425]

---

[424] Brubaker & Dillaway, 2008

[425] Gagnon, 2014; Hall *et al.*, 2012

Pour leur part, les participantes sous les soins d'un gynécologue-obstétricien ont ressenti l'envie irrésistible de pousser, mais ont suivi les directives du personnel sur la manière de le faire. Karina a été la seule à suivre son ressenti et à pousser malgré le personnel lui disant « *qu'ils ne sont pas prêts* ». Yasmine trouve difficile de pousser sur le dos : « *Ils demandent d'écarter les jambes et de forcer d'une certaine façon, qui n'est pas nécessairement naturelle, donc ce n'était pas évident.* » [Yasmine, ind, gyn, nat-i]

Finalement, Bianca ne s'est plus opposée à recevoir de l'ocytocine pour accélérer la naissance. Le contexte aidant, elle a fini par considérer qu'elle n'avait pas d'autre choix :

> *À la fin, le médecin m'a donné de l'ocytocine pour déclencher [...] Je pouvais mieux pousser, plus souvent et plus longtemps [...] Des fois le cœur ralentissait un peu, mais il remontait tout le temps. À la fin, bien je me disais : « ils vont finir par me couper pour qu'il sorte plus vite » donc à ce moment-là j'ai poussé plus [...] dans le fond, j'ai eu un bel accouchement pareil.* [Bianca, nat, gyn, nat-i]

L'idéologie du risque devient encore plus prégnante au moment ultime où la naissance devient imminente, la femme remettant ainsi le pouvoir à l'expert dont la présence tout à coup atteste le sérieux de l'évènement. Du point de vue médical, le potentiel pathologique de l'accouchement est un modèle puissant et dominant.[426] Sous l'autorité médicale, les femmes finissent par se conformer aux instructions, mettant davantage l'accent sur les besoins du bébé que sur leurs propres besoins.[427] Le rituel d'accouchement médicalisé entraîne la passivité, influencée par des expériences d'obéissance ou de peurs qui induisent la méfiance. Les faits sont alors interprétés par les femmes comme inévitables.[428] Nous avons aussi remarqué qu'elles minimisent certains gestes posés par les professionnels lorsqu'ils s'éloignent de leur projet de naissance, ne voulant sans doute pas contrarier leurs

---

426 van Teijlingen, 2005
427 Brubaker & Dillaway, 2008; Lupton, 2012
428 Hernandez Garre et Echevarria Pérez, 2016

propres efforts. Cela semble s'inscrire dans le besoin de donner un sens à leur expérience.

Par ailleurs, les femmes qui sont parvenues à accoucher naturellement en milieu médical sont des professionnelles occupant des postes de direction ou avec une grande autonomie professionnelle, ce qui n'était pas le cas pour celles suivies par des sages-femmes. Peut-être leur est-il plus facile de faire valoir leurs besoins, ou qu'on leur accorde davantage de considération, due à leur statut social? À tout le moins, elles partagent un capital culturel similaire.[429]

Finalement, toutes les femmes ayant accouché de manière naturelle ont parlé de la conscience de ressentir le bébé juste avant ou pendant sa sortie. Certaines ont été émerveillées de la présence d'un autre être humain et ont voulu profiter de ce beau moment. Leurs sensations varient entre l'impression de se sentir émerger d'une autre dimension, l'excitation, la joie, l'émerveillement, le contentement ou un sentiment de puissance :

> *J'ai trouvé ça vraiment spécial, avant que le placenta sorte, t'as ton bébé sur toi, le cordon n'est pas encore coupé, le placenta est encore en dedans, t'as un contact avec l'intérieur de ton corps. J'ai vraiment pris le temps de sentir, j'ai vraiment trouvé ça... particulier. Tu sens littéralement que t'as un lien avec ton intérieur [...] Il a fait comme on m'avait dit, que des fois des bébés avaient le réflexe de ramper jusqu'au sein. C'est lui qui a décidé d'y aller, oui, oui, il a vraiment... il s'est mis à y aller. Mais quand qu'il s'est mis à pousser avec ses pieds sur lui, sur moi... c'était le moment. J'étais contente, tu sais... une espèce d'accouchement parfait, finalement.* [Gabrielle, med/nat, gyn, nat]

Une prochaine grossesse, un prochain accouchement

En rétrospective, les femmes se considèrent « chanceuses » si elles ont vécu une belle grossesse : expression qui évoque une absence de complications. Elles considèrent généralement que cette expérience est marquée de beaux moments et que les désagréments ne surpassent pas les bonheurs vécus. Toutefois pour quelques-unes, il s'agit d'une

[429] Bourdieu, 1979

« *période nécessaire* » ou profitable. D'autres ont découvert que c'était « un temps pour grandir » qui permet de s'adapter ou encore considèrent que la grossesse est un privilège.

À la lumière de leur expérience, des femmes plus inquiètes au début, mais aspirant vivre une expérience moins médicalisée, recommandaient aux futures mamans de vivre la grossesse calmement et sereinement, d'être entourées et de se faire confiance. Elles considèrent qu'il est important de s'informer, de poser beaucoup de questions et de demeurer active :

> *Ce que j'ai appris, c'est que c'est important de te faire entourer. Faut que t'aies confiance et ne pas écouter tout le reste, parce que finalement c'est ta grossesse et ton accouchement et… tout le reste, ce n'est pas important […] [Conjoint] et moi, on a pris le temps de s'informer sur beaucoup de choses et je pense que c'est pour ça que ça allait bien, parce qu'on était bien informés. Les décisions, c'était facile à prendre parce qu'on savait, quoi ou comment […] En fait, j'ai appris que… faut lâcher toutes tes peurs. Mais, t'as le temps pour le faire, parce que t'as neuf mois-là (rires) alors, si tu fais l'expérience avec conscience, t'as le temps de lâcher beaucoup de choses et de grandir un peu à travers de ça…* [Miranda, nat, gyn/sf, nat]

Toutes les participantes qui ont vécu un accouchement naturel envisagent un autre accouchement d'une manière positive. Pascale, suivie par un omnipraticien, a réfléchi au moment où elle a été assaillie par la peur et pense maintenant qu'elle serait capable de pousser en position debout, accroupie ou à genoux, car elle considère que la position sur le dos ralentissait la descente de son bébé. Trois des quatre femmes suivies par un gynécologue-obstétricien affirment qu'elles n'auraient pas peur d'un nouvel accouchement ou seraient moins stressées. Par ailleurs, toutes ces femmes, incluant celles avec un suivi sage-femme, considèrent le corps « capable » et que les hormones sont là pour bien faire le travail. Elles affirment également qu'il faut prendre le temps nécessaire. Elles répéteraient l'expérience, car elles sont d'avis que de ne pas accoucher naturellement serait manquer quelque chose. En résumé, les expressions utilisées pour qualifier leur expérience sont : « *la plus belle expérience humaine qui me soit arrivée* », « *fierté* », « *se sentir puissante* », « *beaux souvenirs* », « *respect du corps et de la nature* », « *fière que mon corps ait bien travaillé* ».

Les participantes nous ont également informés de ce qui les a aidées à entrer dans ce mouvement viscéral de donner la vie. Selon Jessica, c'est son attitude positive dès le départ qui lui a permis de vivre une aussi belle expérience. Chloé a trouvé essentiel de vivre le moment présent en éloignant les pensées négatives : « *Le fait de ne pas avoir d'attentes, ç'a été très bon, pour moi* ». Pour Miranda, le plus important : « *c'est d'avoir la confiance dans le corps. Parce que c'est le corps qui accouche, comment dire ça… ce n'est même pas toi* ». Pour Bianca, c'est la préparation mentale avec son conjoint durant les deux derniers mois qui a fait une différence. Le soir, ils visualisaient ensemble l'accouchement et s'étaient préparé des images représentant l'escalade d'une montagne avec des affirmations positives, correspondant aux centimètres de la dilatation. Ce fut pour eux un excellent support visuel au moment du travail et un repère pour demeurer centrés sur les sensations de Bianca. Pour leur part, Gabrielle et Camille évoquent aussi la préparation à l'aide des cours de yoga prénataux, des cours avec les sages-femmes ou une accompagnante.

Par ailleurs, trois femmes sur six ayant donné naissance avec la péridurale veulent vivre « un accouchement au complet ». Deux autres ne se voient pas accoucher de nouveau; ce sont celles qui ont vécu un accouchement avec ventouse et forceps. L'une d'elles veut donner un « *break* » à son corps et comme elle désire un autre enfant, elle aimerait éventuellement être capable de le vivre sans péridurale pour éviter les complications, alors que l'autre « *n'est pas certaine de pouvoir repasser à travers ça psychologiquement et physiquement* ». Quant à la dernière, celle-ci « doute de vivre un si bel accouchement », mais dit qu'elle « *ferait les exercices du périnée pour éviter l'épisiotomie* ».

D'autre part, cinq femmes sur sept ayant donné naissance par césarienne souhaitent un AVAC (accouchement vaginal après césarienne). Deux d'entre elles veulent vivre un accouchement « naturel » alors qu'une autre « *prendrait la péridurale, savoir que ce serait pour finir en césarienne* ». Et les deux autres attendent d'avoir plus d'informations sur leur situation avant d'envisager quoi que ce soit.

En fait, l'expérience des femmes est médiée à travers la technologie. Les primipares sont avides de tout connaitre et enclines « à ne pas prendre de chance ». Elles sont encouragées par un environnement socioculturel qui a fortement intégré le concept du risque diffusé par la culture médicale dominante. En contexte médico-hospitalier, les frontières entre l'accouchement médical ou l'accouchement physiologique ou « naturel » deviennent poreuses.

Étrangement, les femmes associent leur expérience positive à « avoir eu de la chance », ce qui laisse sous-entendre qu'un accouchement sans problèmes ne peut pas exister.

Les participantes souhaitent se faire davantage confiance et profiter plus sereinement d'une prochaine grossesse. Celles qui ont aspiré à un accouchement naturel au départ, mais qui ont connu un accouchement médicalisé, espèrent que la prochaine fois « sera la bonne ». Les femmes ayant vécu un accouchement instrumenté aimeraient vivre une expérience différente, tout en doutant de leur capacité à y parvenir, voire à pouvoir affronter un autre accouchement. La plupart des femmes ayant vécu une césarienne souhaiteraient une naissance différente. Selon la sociologue Ann Oakley (2016), la douleur n'est pas une caractéristique particulière des souvenirs de l'accouchement, mais les épisiotomies, les autres interventions médicales et un environnement négatif demeurent en mémoire.

Conclusion générale

Avoir un enfant s'inscrit, pour la plupart des femmes, dans un projet de vie planifié où la maternité s'actualise, en moyenne, au début de la trentaine. Le choix de l'intervenant et conséquemment de l'approche pour le suivi de grossesse et l'accouchement se fait dès qu'elles se savent enceintes et il est déterminant pour la suite des évènements. Leurs croyances, leurs valeurs et surtout ce qu'elles ont appris de leur entourage guident leurs décisions. Les pratiques sont façonnées par des forces structurelles plus larges que leurs préférences. Elles prennent naissance dans leur environnement immédiat sous le couvert d'une vision médicalisée de la grossesse et de l'accouchement. L'idéologie dominante influence les pratiques, qui elles, deviennent des marqueurs importants de l'expérience individuelle.

Enceintes d'un premier enfant, les femmes amorcent cette nouvelle aventure comme un voyage excitant, parfois inquiétant, mais qui recèle toujours une part d'inconnu. Toutes celles rencontrées ont souhaité pouvoir exercer un contrôle sur les évènements. Les femmes qui ont perçu davantage la grossesse comme étant hors de leur contrôle se sont senties plus envahies par ce qui se passait à l'intérieur d'elles-mêmes. Très tôt, elles ont éprouvé le besoin d'une réassurance et, spontanément, elles se sont tournées alors vers la technologie. Elles y recourent généralement sans en mesurer les répercussions. La logique du risque occupe une place prégnante dans leurs propos, qu'elles veuillent le contrer en privilégiant un recours illimité aux divers tests et examens proposés ou ne pas adhérer aux peurs qu'il suscite en favorisant leur usage judicieux. Les femmes ont bien intégré la préoccupation sociétale à l'égard du risque[430] et la croyance que les résultats défavorables peuvent être évités grâce à la surveillance de la grossesse.

Fait biologique, mais aussi social et culturel, l'expérience d'accouchement se construit déjà en amont, influencée par la culture

[430] Beck, 1992; Cahill, 2001

médicale omniprésente dans les sociétés occidentales et notamment par les médias qui véhiculent une vision dramatique de situations problématiques. Aussi, un bon nombre de participantes ont choisi de donner naissance dans des environnements médicalisés, même si elles ont souhaité un accouchement naturel ou sans intervention. Opter pour des méthodes alternatives ou utiliser les services de sages-femmes suscite de grands sentiments d'ambivalence.

Il s'est avéré que l'histoire de sa propre naissance et le vécu de leur mère ou ses opinions ont joué un grand rôle, tout autant sinon plus sur le type d'accouchement. Les représentations acquises se sont précisées en cours de grossesse ou se sont parfois transformées au cours de leur parcours. L'accès à de nouvelles informations ou les tensions vécues à la survenue d'évènements ont suscité des réflexions d'où pouvaient émerger de nouvelles représentations.

En début de grossesse, les participantes se sont représenté trois types d'accouchements : naturel, avec péridurale ou césarienne. Trois profils se sont dessinés parmi les femmes rencontrées : celles qui souhaitaient laisser l'accouchement se dérouler naturellement, celles qui pensaient qu'un accouchement doit pouvoir se faire naturellement, mais qui doutaient de leurs capacités, et quelques-unes pour qui la péridurale apparaissait comme étant « la solution ». Finalement, en fin de grossesse, toutes souhaitaient accoucher avec un minimum de technologie.

Des femmes abordent l'accouchement en ayant confiance en elles, ou en la nature, alors que d'autres doutent d'elles-mêmes et de leurs capacités à savoir donner naissance avec leur ressenti. Ceci constitue le déterminant radical au désir d'autonomie dans leur expérience et tisse leur rapport au pouvoir biomédical, pouvoir qui, selon Foucault[431], est diffus et imperceptible pour la plupart des acteurs sociaux. Les femmes qui ont vécu un accouchement naturel sont celles qui avaient confiance en leurs capacités et dans le processus naturel. Elles considèrent la technologie comme un support, non pas comme une solution, contrairement à celles qui se sentent impuissantes et voient l'accouchement comme un évènement hors de leur contrôle. Ces

[431] Foucault, 1980

femmes valorisent le côté humain et instinctif, qui au-delà de l'intellect, agira le moment venu. Cette attitude leur donne un pouvoir sur ce qu'il y a à faire, tandis que les autres comptent sur des experts pour traverser une épreuve qu'elles ont fatalement à subir.

Paradoxalement, les femmes souhaitant accoucher à l'hôpital ont craint de se voir imposer des positions ou des interventions. Aussi, avoir le sentiment d'avoir tout essayé pour l'éviter est important pour celles qui ont eu une césarienne et leur permet de conserver la confiance en leurs capacités.

La douleur est une expérience complexe. La femme qui se sent en contrôle trouve la douleur supportable, alors que la péridurale ne peut suffire à elle seule à éliminer la souffrance psychologique. La péridurale induit en soi un contexte particulier de dépendance à la technologie et une subordination à l'autorité médicale, laquelle s'exerce différemment selon le statut social ou les valeurs présumées des femmes.

Les frontières entre un accouchement naturel et médicalisé sont poreuses pour les femmes qui accouchent avec un médecin en centre hospitalier et rares sont les participantes qui ont accouché sans aucune intervention, même lorsqu'elles n'ont pas eu de péridurale. Par ailleurs, celles qui y sont parvenues ont en commun d'occuper des postes de décision ou de jouir d'une grande autonomie professionnelle. Peut-être leur est-il plus facile de faire valoir leurs besoins ou leur statut social suscite-t-il chez les intervenants une plus grande considération?

Les savoirs biomédicaux sont construits de telle manière que les connaissances alternatives sont souvent ignorées. Nous devrions être capable, maintenant, de pouvoir créer une alliance avec les nouvelles connaissances scientifiques et ce qu'il y a de fondamental, dans les autres formes de savoirs, incluant le ressenti des femmes qui sont les premières impliquées. Nous aurions peut-être un savoir plus riche qui tiendrait compte de différentes variables et utiliserait des technologies à bon escient.

Il y a énormément de variation individuelle. À plusieurs reprises, des participantes nous ont parlé « du rythme » qu'elles ont senti approprié pour elles et leur bébé. Toutefois, le système hospitalier n'est pas organisé pour s'ajuster au rythme individuel de l'accouchement. Les soins de santé sont entrés dans des processus calculateurs auxquels la technologie répond. De plus, la science a beaucoup de difficulté à reconnaitre la capacité humaine et donc à admettre ce qui est plus difficilement mesurable. En fait, l'application de la technologie de manière systématique est problématique, génère des modifications dans les processus naturels et en fait perdre les fonctions réelles qui, au départ, étaient de régler des problèmes.

La sociologie des émotions montre que, pour la prise de décisions, les technologies médicales créent de nouveaux contextes qui sont encadrés par des *feeling rules*. Ces règles guident non seulement le comportement, mais la façon dont on croit que l'on doit se sentir, ce qui provoque chez la personne le désir de conformer ses sentiments authentiques à sa perception des règles. Comme une grande partie de ce débat intérieur est inconscient, on retrouve des sentiments souvent discordants qui laissent la personne aux prises avec des émotions non résolues.[432] Tous ces aspects sont pourtant encore délaissés à la faveur d'un engouement pour la technologie comme icône du progrès. La médecine fondée sur les preuves peut avoir des impacts positifs, mais ce n'est pas « le parangon universel des réponses impartiales » puisqu'elle est soumise à de puissants discours sociaux, tels que le rationalisme scientifique et technologique.[433]

Par ailleurs, on peut constater l'ambivalence des femmes. Elles s'interrogent entre l'usage de la technologie ou laisser place au processus naturel. Elles se situent davantage sur un continuum entre les deux plutôt qu'en opposition franche. Rien n'est noir ou blanc. Le conscient et l'inconscient agissent, tel un ruban de Möbius, pour permettre à l'individu de donner un sens à son expérience.[434] Ainsi, certaines femmes en viennent à interpréter les évènements pour leur donner un sens conforme à leurs valeurs et en amènent plusieurs à souhaiter que leurs espoirs puissent se réaliser lors d'une prochaine grossesse.

---

432 McCoyd, 2009

433 Newnham et *al.*, 2016

434 Elkaïm, 2014

Pour agir au mieux à l'égard des femmes et des nouveau-nés, ces zones de variabilité nous invitent à considérer l'importance de mettre en œuvre une pensée conjonctive, alliant des savoirs issus de différentes disciplines.

Prendre en charge médicalement la grossesse et l'accouchement conduit à un interventionnisme grandissant au fur et à mesure que s'ajoutent de nouvelles découvertes scientifiques doublées d'une gestion centrée sur la performance. Il ne faudrait pas perdre de vue qu'intervenir sur le processus physiologique de la naissance a des conséquences immédiates, privant même la mère ou le nouveau-né de certains avantages, et peut avoir des conséquences pour l'espèce humaine elle-même, comme tendent à le montrer les nouvelles connaissances en épigénétique.[435] De plus, l'intervention médicale met de la distance et conduit à un désengagement de l'activité signifiante d'accoucher, qui devient alors intégrée technologiquement.[436] L'une des conséquences directes de cet enfermement est la perte de confiance des femmes dans leurs capacités à mettre au monde leur enfant.

L'ère de la biotechnologie influence les manières de penser et transforme les faits de la vie. Elle conditionne à penser qu'une grossesse réussie ne peut l'être sans la technologie. Comme près des trois quarts des femmes reçoivent une péridurale et qu'une sur quatre donne maintenant naissance par césarienne, comment peut-il demeurer possible de penser l'accouchement autrement? En fait, les femmes sont mises en contact avec un vécu de la naissance de plus en plus médicalisé. Alors que les femmes n'ont aujourd'hui qu'un ou deux enfants, le chemin est toujours à recommencer puisque pour la moitié d'entre elles, cela demeure toujours leur première expérience. Comme société, il est urgent de se questionner et d'agir pour ne pas oublier le côté humain et naturel de la naissance.

---

435 Le Dantec *et al.*, 2015

436 Kornelsen, 2005

Références

Abram, Ann. (2008). Motherhood as a transformative experience for first-time mothers (Thèse de doctorat inédite). Social Work, New York University School of Social Work, New York.

ACSF (Association canadienne des sages-femmes). (2010). *Énoncé de principe: Pratique sage-femme et accouchement normal.* Repéré à http://www.canadianmidwives.org/DATA/DOCUMENT/CAM_FR_Midwifery_Care_Normal_Birth_FINAL_Nov_2010.pdf

Allué, Marta. (1999). La douleur en direct. *Anthropologie et sociétés, 23* (2), 117-137.

ASPQ (Association pour la santé publique du Québec). (1980). *Accoucher ou se faire accoucher.* Montréal: Association pour la santé publique du Québec.

Avery, Melissa D, Saftner, Melissa A, Larson, Bridget, & Weinfurter, Elizabeth V. (2014). A systematic review of maternal confidence for physiologic birth: Characteristics of prenatal care and confidence measurement. *Journal of Midwifery & Women's Health, 59*(6), 586-595.

Ayers, Susan, Bond, Rod, Bertullies, Sophia, & Wijma, Klaas. (2016). The aetiology of post-traumatic stress following childbirth: A meta-analysis and theoretical framework. *Psychological medicine, 46*(06), 1121-1134.

Beck, Ulrich. (1992). *Risk society: Towards a new modernity.* London: Sage Publications.

Beck, Ulrich. (2008). *La société du risque: Sur la voie d'une autre modernité.* Paris : Flammarion.

Bertaux, Daniel (2010). *L'enquête et ses méthodes : Le récit de vie.* Paris : Armand Colin.

Bibeau, Gilles. (2004). *Le Québec transgénique: Science, marché, humanité.* Montréal: Boréal.

Bidart, Claire. (2005). Les temps de la vie et les cheminements vers l'âge adulte.*Lien social et Politiques, 54*, 51-63.Biehl, João Guilherme, Good, Byron, & Kleinman, Arthur. (2007). *Subjectivity: Ethnographic investigations* (Vol. 7). Berkeley, CA: University of California Press

Bourdieu, Pierre. (1979). *La distinction: Critique sociale du jugement.* Paris : Éditions de minuit.

Bourdieu, Pierre. (2000). *Esquisse d'une théorie de la pratique.* Paris : Seuil.

Brabant, Isabelle. (2013). *Une naissance heureuse: Bien vivre sa grossesse et son accouchement.*, Anjou, QC: Éditions Fides.

Brauer, Susanne. (2016). Moral implications of obstetric technologies for pregnancy and motherhood. *Medicine, Health Care and Philosophy, 19*(1), 45-54.

Brubaker, Sarah Jane, & Dillaway, Heather E. (2008). Re-examining the meanings of childbirth: Beyond gender and the "natural" versus "medical" dichotomy. *Advances in Gender Research, 12*, 217-244.

Brubaker, Sarah Jane, & Dillaway, Heather E. (2009). Medicalization, natural childbirth and birthing experiences. *Sociology Compass, 3*(1), 31-48.

Bryanton, Janet, Gagnon, Anita J., Johnston, Celeste, & Hatem, Marie. (2008). Predictors of women's perceptions of the childbirth experience. *Journal of Obstetric, Gynecologic, & Neonatal Nursing: Clinical Scholarship for the Care of Women, Childbearing Families, & Newborns, 37*(1), 24-34.

Buchbinder, Mara, & Timmermans, Stefan. (2011). Medical technologies and the dream of the perfect newborn. *Medical Anthropology, 30*(1), 56-80.

Buckley, Sarah J. (2015). *Hormonal physiology of childbearing: Evidence and implications for women, babies, and maternity care.* Childbirth Connection. Repéré à http://www.nationalpartnership.org/research-library/maternal-health/hormonal-physiology-of-childbearing.pdf

Burton-Jeangros, Claudine, & Hammer, Raphaël. (2013). Recherche d'informations sur Internet: Quels sont les usages des femmes enceintes? *Revue médicale suisse, 9*, 895-897.

Burton-Jeangros, Claudine, Cavalli, Samuele, Gouilhers, Solene, & Hammer, Raphael. (2013). Between tolerable uncertainty and unacceptable risks: How health professionals and pregnant women think about the probabilities generated by prenatal screening. *Health, Risk & Society, 15*(2), 144-161.

Burton-Jeangros, Claudine. (2011). Surveillance of risks in everyday life: The agency of pregnant women and its limitations. *Social Theory and Health, 9*(4), 419-436.

Bydlowski, Monique. (2004). Transparence psychique de la grossesse et dette de vie. Dans Michel Dugnat (Éd.), *Devenir père, devenir mère* (pp. 73-81). Toulouse: Éditions Érès.

Cadorette, Marlène. (2006). *Le consentement libre et éclairé de la parturiente en droit québécois: L'accouchement comme contexte d'évitement du respect de l'autonomie* (Thèse de doctorat inédite). Faculté de droit, Université Laval, Québec, QC.

Cahill, Heather A. (2001). Male appropriation and medicalization of childbirth: An historical analysis. *Journal of Advanced Nursing, 33*(3), 334-342.

Cailleau, Françoise. (2009). Percer le secret de la grossesse: De la transparence du corps à la transparence psychique. *Cahiers de psychologie clinique, 1*, 75-87.

Campo, Monica. (2010). Trust, power and agency in childbirth: Women's relationships with obstetricians. *Outskirts, 22*. http://www.outskirts.arts.uwa.edu.au/volumes/volume-22/campo

Carricaburu, Danièle. (2005). De la gestion technique du risque à celle du travail: L'accouchement en hôpital public. *Sociologie du travail, 47* (2), 245-262.

Carter, Shannon K. (2010). Beyond control: Body and self in women's childbearing narratives. *Sociology of Health and Illness, 32*(7), 993-1009.

Cesbron, Paul, & Knibiehler, Yvonne. (2004). *La naissance en occident.* Paris : Editions Albin Michel.

Charlot, Bernard. (1997). *Du rapport au savoir : Éléments pour une théorie.* Paris : Anthropos.

Charrier, Philippe, & Clavandier, Gaëlle. (2013). *Sociologie de la naissance.* Paris : Armand Colin.

Cherniak, Donna, & Fisher, Jane. (2008). Explaining obstetric interventionism: Technical skills, common conceptualisations, or collective countertransference? *Women's Studies International Forum, 31*(4), 270-277.

Cheyney, Melissa J. (2008). Homebirth as systems-challenging praxis: Knowledge, power, and intimacy in the birthplace. *Qualitative Health Research, 18*(2), 254-267.

Cheyney, Melissa. (2011). Reinscribing the birthing body: Homebirth as ritual performance. *Medical Anthropology Quarterly, 25*(4), 519-542.

Childerhose, Janet E., & MacDonald, Margaret E. (2013). Health consumption as work: The home pregnancy test as a domesticated health tool. *Social Science & Medicine, 86*, 1-8.

Chisholm, Jennifer. (2011). For keeps-sake: The fetal image industry and the prenatal commodity. *International Journal of the Image, 1*(3), 175-186.

Chitayat, David, Langlois, Sylvie, Wilson, R Douglas, Audibert, François, Blight, Claire, Brock, Jo-Ann,... Gagnon, Alain. (2011). Prenatal screening for fetal aneuploidy in singleton pregnancies. *Journal of Obstetrics and Gynaecology Canada, 33*(7), 736-750.

Clausen, Jette Aaroe. (2014). Childbirth practices. Dans William C. Cockerham, Robert Dingwall & Stella R. Quah (Éds.), *The Wiley Blackwell Encyclopedia of Health, Illness, Behavior, and Society* (pp. 232–240). Malden, MA: Wiley-Blackwell.

Clement, Sarah, Wilson, Jennifer, & Sikorski, Jim. (1998). Women's experiences of antenatal ultrasound scans. Dans Sarah CLEMENT (Éd.), *Psychological perspectives on pregnancy and childbirth* (pp. 7-25). Edinburgh, UK:

Conrad, Peter, & Waggoner, Miranda. (2014). Medicalization *The Wiley Blackwell encyclopedia of health, illness, behavior, and society* (pp. 1448–1452). Malden. MA: Wiley-Blackwell

Coramh (Corporation de recherche et d'action sur les maladies héréditaires). (2016). *Offre de tests génétiques au Saguenay-lac-st-jean.* Repéré à http://genetique.santesaglac.com/

Creedy, Debra K, Shochet, Ian M, & Horsfall, Jan. (2000). Childbirth and the development of acute trauma symptoms: Incidence and contributing factors. *Birth, 27*(2), 104-111.

CNESST (Commission des normes, de l'équité, de la santé et de la sécurité du travail). (2016). *Pour une maternité sans danger, statistiques 2011-2014.* Repéré à http://www.cnesst.gouv.qc.ca/Publications/300/Documents/DC300-254web.pdf

Currie, Janet. (2010). *Grossesse et antidépresseurs ISRS: Considérations et risques.* Le Réseau canadien pour la santé des femmes. Repéré à http://www.cwhn.ca/fr/node/42354

Davis-Floyd, Robbie E. (2001). The technocratic, humanistic, and holistic paradigms of childbirth. *International Journal of Gynecology & Obstetrics, 75*(Supplement 1), S5-S23.

Davis-Floyd, Robbie E. (2003). *Birth as an American rite of passage* (2e éd.). Berkeley, CA: University of California Press.

De Singly, François. (2016). *Libres ensemble : L'individualisme dans la vie commune* (2e éd.). Paris : Armand Colin.

De Vries, Raymond G. (2004). The warp of evidence-based medicine: Lessons from Dutch maternity care. *International Journal of Health Services, 34*(4), 595-623.

De Vries, Raymond G., & Lemmens, Trudo. (2006). The social and cultural shaping of medical evidence: Case studies from pharmaceutical research and obstetric science. *Social Science & Medicine, 62* (11), 2694-2706.

Dear-Healey, Sally. (2011). *Like mother? Like daughter? An exploration of factors influencing the transition of beliefs, attitudes and behaviors from mothers to daughters about pregnancy, birth, and early mothering* (Thèse de doctorat inédite). Department of Sociology, Binghamton University, New York.

Desjardins, Sergine. (1993). *Médecins & sages-femmes: Les enjeux d'un débat qui n'en finit plus.* Montréal: Québec Amérique.

Deslauriers, Jean-Martin, & Villeneuve, Raymond. (2012). La préparation prénatale: Accompagner les pères et les couples. Dans Francine De Montigny, Annie Devault & Christine Gervais (Éds.), *La naissance de la famille: Accompagner les parents et les enfants en période périnatale* (pp. 198-217). Montréal: Chenelière Éducation.

Detrez, Christine. (2002). *La construction sociale du corps.* Paris : Seuil.
Dillaway, Heather, & Brubaker, Sarah Jane. (2006). Intersectionality and childbirth: How women from different social locations discuss epidural use. *Race, Gender & Class, 13*(3-4), 16-41.

Dixon, Lesley, Skinner, Joan, & Foureur, Maralyn. (2014). The emotional journey of labour—women's perspectives of the experience of labour moving towards birth. *Midwifery, 30*(3), 371-377.

Donovan, Sarah. (2006). Inescapable burden of choice? The impact of a culture of prenatal screening on women's experiences of pregnancy. *Health Sociology Review, 15*(4), 397-405.

Dubet, François. (1994). *Sociologie de l'expérience.* Paris : Seuil.

Elkaïm, Mony. (2014). *Où es-tu quand je te parle?* Paris : Seuil.

Fair, Cynthia D., & Morrison, Taylor E. (2012). The relationship between prenatal control, expectations, experienced control, and birth satisfaction among primiparous women. *Midwifery, 28*(1), 39-44.

Faya Robles, Alfonsina. (2012). *De la maternité en milieu populaire à Recife : Enjeux et arrangements entre dispositifs de régulation et expérience sociale* (Thèse de doctorat inédite). Sciences de l'Homme et Société/Sociologie, Université Toulouse le Mirail Toulouse.

Fenwick, Jennifer, Toohill, Jocelyn, Creedy, Debra K, Smith, Jenny, & Gamble, Jenny. (2015). Sources, responses and moderators of childbirth fear in Australian women: A qualitative investigation. *Midwifery, 31*(1), 239-246.

Fisher, Colleen, Hauck, Yvonne, & Fenwick, Jenny. (2006). How social context impacts on women's fears of childbirth: A western Australian example. *Social Science & Medicine, 63* (1), 64-75.

Fortin, Sylvie, & Le Gall, Josiane. (2007). Néonatalité et constitution des savoirs en contexte migratoire: Familles et services de santé. Enjeux théoriques, perspectives anthropologiques. *Enfances, Familles, Générations, 6*, 16-37.

Fortin, Sylvie. (2013). Conflits et reconnaissance dans l'espace social de la clinique: Les pratiques cliniques en contexte pluraliste. *Anthropologie et sociétés, 37* (3), 179-200.

Foucault, Michel. (1976). *Histoire de la sexualité I : La volonté de savoir.* Paris : Gallimard.

Foucault, Michel. (1980). *Power/knowledge: Selected interviews and other writings 1972-1977* (Colin Gordon, Leo Marchall, John Mepham & Kate Soper, Trad. Colin Gordon Éd.). New York, NY: Pantheon Books.

Foucault, Michel. (1984). *Histoire de la sexualité III : Le souci de soi.* Paris : Gallimard.

Fournier, Laurent-Sébastien, & Raveneau, Gilles. (2008). Anthropologie des usages sociaux et culturels du corps. *Journal des anthropologues, 1*, 9-22.

Franklin, Jenae. (2014). *A mother's paradox: Choosing a birthing method in the 21st century Human Biology Major.* Pitzer Senior Theses. Paper 57. Repéré à http://scholarship.claremont.edu/pitzer_theses/57/

Franklin, Sarah. (2013). Conception through a looking glass: The paradox of IVF. *Reproductive Biomedicine Online, 27* (6), 747-755.

Fréchette, Marie-Josée. (2015). *Le dispositif institutionnel et la relation thérapeutique en salle d'accouchement: Entre le risque, le savoir hégémonique et les rapports de pouvoir* (Mémoire de maitrise inédit). Département d'anthropologie, Université de Montréal, Montréal, QC.

Friedman, Emanuel A. (1955). Primigravid labor: A graphicostatistical analysis. *Obstetrics & Gynecology, 6*(6), 567-589.

Gadamer, Hans-Georg. (1996). Les grandes lignes d'une théorie de l'expérience herméneutique. Dans Hans-Georg GADAMER (Éd.), *Vérité et méthode* (pp. 286-333). Paris : Seuil.

Gagnon, Raymonde. (2012). *L'intégration des sages-femmes d'origine étrangère à la pratique québécoise.* Édiqscope. Repéré à https://www.ediq.ulaval.ca/publications/ediqscope/ediqscope-2012-no-2

Gagnon, Raymonde. (2013). Au cœur de la pratique sage-femme québécoise : La relation de confiance. *La Revue sage-femme, 12* (5), 214-219.

Gagnon, Raymonde. (2014). L'agir professionnel : Un défi pour les sages-femmes immigrantes au Québec. *Les Dossiers de la Maïeutique, 1* (1), 11-19.

Gagnon, Raymonde. (2018). *La grossesse et l'accouchement à l'ère de la biotechnologie : l'expérience de femmes au Québec.* Repéré à https://papyrus.bib.umontreal.ca/xmlui/bitstream/handle/1866/19996/Gagnon_Raymonde_2017_these.pdf

Gaudet, Stéphanie. (2001). La responsabilité dans les débuts de l'âge adulte. *Lien social et Politiques, 46*, 71-83.

Giddens, Anthony. (1991). *Modernity and self-identity: Self and society in the late modern age*. Standford, CA: Stanford University Press.

Giddens, Anthony. (1994). *Les conséquences de la modernité*. Paris : L'Harmattan.

Girel, Mathias. (2013). Agnotologie: Mode d'emploi. *Critique, 12*, 964-977.

Girel, Mathias. (2014). *L'invention la plus dangereuse de l'histoire*. CNRS Le journal. Repéré à https://lejournal.cnrs.fr/articles/linvention-la-plus-dangereuse-de-lhistoire

Goodwin-Smith, Ian. (2012). Bloodlust: A postcolonial sociology of childbirth. *Social Identities, 18*(5), 521-535.

Green, Josephine M., & Baston, Helen A. (2003). Feeling in control during labor: Concepts, correlates, and consequences. *Birth-Issues in Perinatal Care, 30*(4), 235-247.

Guittier, Marie-Julia, Cedraschi, Christine, Jamei, Nasir, Boulvain, Michel, & Guillemin, Francis. (2014). Impact of mode of delivery on the birth experience in first-time mothers: A qualitative study. *BMC Pregnancy and Childbirth, 14*(1), 254.

Hall, Wendy A, Hauck, Yvonne L, Carty, Elaine M, Hutton, Eileen K, Fenwick, Jennifer, & Stoll, Kathrin. (2009). Childbirth fear, anxiety, fatigue, and sleep deprivation in pregnant women. *Journal of Obstetric, Gynecologic, & Neonatal Nursing, 38*(5), 567-576.

Hall, Wendy A, Tomkinson, Jocelyn, & Klein, Michael C. (2012). Canadian care providers' and pregnant women's approaches to managing birth minimizing risk while maximizing integrity. *Qualitative Health Research, 22*(5), 575-586.

Hammer, Raphael P., & Burton-Jeangros, Claudine. (2013). Tensions around risks in pregnancy: A typology of women's experiences of surveillance medicine. *Social Science and Medicine, 93*, 55-63.

Han, Sallie. (2015). *Pregnancy in practice: Expectation and experience in the contemporary us* (Vol. 25). New York, NY: Berghahn books.

Hannah, Mary E, Hannah, Walter J, Hewson, Sheila A, Hodnett, Ellen D, Saigal, Saroj, Willan, Andrew R, & Collaborative, Term Breech Trial. (2000). Planned caesarean section versus planned vaginal birth for breech presentation at term: A randomised multicentre trial. *The Lancet, 356*(9239), 1375-1383.

Harris, Gillian, Connor, Linda, Bisits, Andrew, & Higginbotham, Nick. (2004). "Seeing the baby": Pleasures and dilemmas of ultrasound technologies for primiparous Australian women. *Medical Anthropology Quarterly, 18*(1), 23-47.

Heidegger, Martin, Boehm, Rudolf, De Waelhens, Alphonse, & Vezin, Francois. (1964). *L'être et le temps*. Paris : Gallimard.

Hernández Garre, José Manuel, & Echevarría Pérez, Paloma. (2016). Sociología del parto. Conflictos asistenciales en el Marco del "paradigma tecnocrático". *Revista Internacional de Sociología, 74*(1), e025.

Heyman, Bob. (2010). Health risks and probabilistic reasoning. Dans Bob Heyman, Andy Alaszewski, Monica Shaw & Mike Titterton (Éds.), *Risk, safety and clinical practice: Health care through the lens of risk.* (pp. 85-106). Oxford: Oxford Scholarship Online.

Hildingsson, Ingegerd. (2015). Women's birth expectations, are they fulfilled? Findings from a longitudinal Swedish cohort study. *Women and Birth, 28*, 7-13.

Hivon, Myriam, & Jimenez, Vania. (2007). *Perception d'une naissance et naissance d'une perception: Où en sont les femmes?* Montréal: Centre de santé et de services sociaux de la Montagne.

Hodnett, Ellen D, Gates, Simon, Hofmeyr, G Justus, & Sakala, Carol. (2013). Continuous support for women during childbirth. *Cochrane Database of Systematic Reviews, 7*(CD003766).

ICIS (Institut canadien d'information sur la santé). (2016). *Indicateurs d'accouchement selon le lieu de résidence.* Repéré à https://www.cihi.ca/fr/statistiques-eclair

INESSS (Institut national d'excellence en santé et services sociaux). (2012). *Mesures prometteuses pour diminuer le recours aux interventions obstétricales évitables pour les femmes à faible risque.* Repéré à https://www.inesss.qc.ca/fileadmin/doc/INESSS/Rapports/ObstetriqueGynecologie/ETMIS_2012_Vol8_No14.pdf

INSPQ (Institut national de santé publique du Québec), Tremblay, Pascale, & Côté, Émilie. (2011). *Santé mentale.* Repéré à https://www.inspq.qc.ca/information-perinatale/fiches/sante-mentale

Ireland, Jilly, & Van Teijlingen, Edwin. (2013). Normal birth: Social-medical model. *The Practising Midwife, 16*(11), 17-20.

Ivry, Tsipy. (2015). The pregnancy manifesto: Notes on how to extract reproduction from the petri dish. *Medical Anthropology, 34*(3), 274-289.

Jacques, Béatrice. (2007). *Sociologie de l'accouchement.* Paris : Presses universitaires de France.

Jacques, Daniel. (2004). L'humanisme devant la technique. *Argument. Politique, société et histoire, 6* (2), 9-10.

Jepsen, Ingrid, & Keller, Kurt Dauer. (2014). The experience of giving birth with epidural analgesia. *Women and Birth, 27*(2), 98-103.

Jodelet, Denise. (2003). *Les représentations sociales* (7e éd.). Paris : Presses universitaires de France.

Johanson, Richard, Newburn, Mary, & Macfarlane, Alison. (2002). Has the medicalisation of childbirth gone too far? *British Medical Journal, 324*(7342), 892.

Johnson, Jo-Ann, & Tough, Suzanne. (2012). Report de la grossesse. *Journal of Obstetrics and Gynaecology Canada, 34*(1), 94-95.

Johnson, Sophia Alice. (2015a). Intimate mothering publics': Comparing face-to-face support groups and internet use for women seeking information and advice in the transition to first-time motherhood. *Culture, health and sexuality, 17*(2), 237-251.

Johnson, Sophia Alice. (2015 b). 'Getting personal': Contemplating changes in intersubjectivity, methodology and ethnography. *M/ C Journal, 18* (5), 1-3.

Jordan, Brigitte. (1993). *Birth in four cultures: A crosscultural investigation of childbirth in Yucatan, Holland, Sweden, and the United States.* Prospect Heights, Ill.: Waveland Press.

Jordan, Brigitte. (1997). Authoritative knowledge and its construction. Dans Carolyn Fishel Sargent & Robbie E. Davis-Floyd (Éds.), *Childbirth and authoritative knowledge: Cross-cultural perspectives* (pp. 55-79). Berkeley, CA: University of California Press.

Jordan, Brigitte. (2014). Technology and social interaction: Notes on the achievement of authoritative knowledge in complex settings. *Talent Development and Excellence, 6*(1), 95-132.

Jordan, Judith V. (1991). Women's growth in connection: Writings from the stone center. Dans Judith V. Jordan, A. Kaplan, J. Miller, I. Stiver & J. Surrey (Éds.), *Women's growth in connection: Writings from the stone center* (pp. 81-96). New York, NY: Guilford Press.

Karlström, Annika, Nystedt, Astrid, & Hildingsson, Ingegerd. (2015). The meaning of a very positive birth experience: Focus groups discussions with women. *BMC Pregnancy and Childbirth, 15*(1), 1.

Kay, Lesley. (2015). *Stories are difficult like that: A phenomenological study.* Communication présentée au congrès Normal Labour and Birth: 10th Research Conference "Into the Future", Grange Over Sands, Cumbria, UK. Repéré à http://eprints.kingston.ac.uk/32424/

Kitzinger, Sheila. (2016). *Relationships: The pathway to safe, high-quality maternity care.* Repéré à https://www.gtc.ox.ac.uk/images/stories/academic/skp_report.pdf

Klein, Michael C., Kaczorowski, Janusz, Hall, Wendy A., Fraser, William, Liston, Robert M., Eftekhary, S.,… Mehrabadi, A. (2009). The attitudes of Canadian maternity care practitioners towards labour and birth: Many differences but important similarities. *Journal of Obstetrics and Gynaecology Canada: JOGC = Journal d'obstétrique et gynécologie du Canada: JOGC, 31*(9), 827.

Kornelsen, Jude. (2005). Essences and imperatives: An investigation of technology in childbirth. *Social Science & Medicine, 61*, 1495-1504.

Kringeland, Tone, & Möller, Anders. (2006). Risk and security in childbirth. *Journal of Psychosomatic Obstetrics & Gynecology, 27*(4), 185-191.

Lacharité, Carl. (2012). Les politiques sociales en périnatalité: Pratiques institutionnelles et expériences personnelles. Dans Francine De Montigny, Annie Devault & Christine Gervais (Éds.), *La naissance de la famille: Accompagner les parents et les enfants en période périnatale* (pp. 20-35). Montréal, QC: Chenelière Éducation.

Lahire, Bernard. (2012). *Monde pluriel.* Paris : Seuil.

Landsman, Gail. (2009). *Reconstructing motherhood and disability in the age of perfect babies.* London, UK: Routledge.

Laney, Elizabeth K, Carruthers, Lisa, Hall, M Elizabeth Lewis, & Anderson, Tamara. (2014). Expanding the self-motherhood and identity development in faculty women. *Journal of Family Issues, 35*(9), 1227-1251.

Laney, Elizabeth K, Hall, M Elizabeth Lewis, Anderson, Tamara L, & Willingham, Michele M. (2015). Becoming a mother: The influence of motherhood on women's identity development. *Identity, 15*(2), 126-145.

Larkin, Patricia, Begley, Cecily M, & Devane, Declan. (2012). 'Not enough people to look after you': An exploration of women's experiences of childbirth in the republic of Ireland. *Midwifery, 28*(1), 98-105.

Larkin, Patricia, Begley, Cecily M., & Devane, Declan. (2009). Women's experiences of labour and birth: An evolutionary concept analysis. *Midwifery, 25*(2), 49-59.

Layne, Linda L. (2009). The home pregnancy test: A feminist technology? *WSQ: Women's Studies Quarterly, 37*(1), 61-79.

Lazarus, Ellen. (1994). What do women want?: Issues of choice, control, and class in pregnancy and childbirth. *Medical Anthropology Quarterly, 8*(1), 25-46.

Le Breton, David. (2006). *Anthropologie de la douleur* (Vol. 12). Paris : Éditions Métailié.

Le Breton, David. (2010). *Expériences de la douleur, entre destruction et renaissance.* Paris : Éditions Métailié.

Le Breton, David. (2011). *Anthropologie du corps et modernité* (6e éd.). Paris : Presses universitaires de France.

Le Breton, David. (2012). *La sociologie du corps* (8e éd.). Paris : Presses universitaires de France.

Le Dantec, Christelle, Chevailler, Alain, & Renaudineau, Yves. (2015). Épigénétique et médecine prédictive. *Revue francophone des laboratoires, 2015* (473), 71-75.

Leclerc, Céline, Grégoire, Jean, & Rheault, Christian. (2014). *Memo-périnatalité: Guide pratique, période prénatale, travail et accouchement, période post-partum, nouveau-né* (3e éd.). Québec, QC: Département de médecine familiale de l'Université Laval.

Lee, Ellie, Bristow, Jennie, Faircloth, Charlotte, & Macvarish, Jan. (2014). *Parenting culture studies.* New York, NY: Palgrave Macmillan.

Leroy, Fernand. (2002). *Histoire de naitre : De l'enfantement primitif à l'accouchement médicalisé.* Bruxelles: De Boeck.

Lévy, Joseph, & Lasserre, Évelyne. (2011). Internet, savoirs et savoir-faire: De quelques perspectives anthropologiques. *Anthropologie et sociétés, 35* (1-2), 17-34.

Lorentzen, Jeanne M. (2008). I know my own body': Power and resistance in women's experiences of medical interactions. *Body & Society, 14*(3), 49-79.

Lowe, Nancy K. (2000). Self-efficacy for labor and childbirth fears in nulliparous pregnant women. *Journal of Psychosomatic Obstetrics & Gynecology, 21*(4), 219-224.

Lundgren, Ingela, & Dahlberg, Karin. (1998). Women's experience of pain during childbirth. *Midwifery, 14*(2), 105-110.

Lupton, Deborah. (2011). 'The best thing for the baby': Mothers' concepts and experiences related to promoting their infants' health and development. *Health, Risk & Society, 13*(7-8), 637-651.

Lupton, Deborah, & Schmied, Virginia. (2013). Splitting bodies/selves: Women's concepts of embodiment at the moment of birth. *Sociology of Health & Illness, 35*(6), 828-841.

Lupton, Deborah. (1999). Risk and the ontology of pregnant embodiment. Dans Deborah Lupton (Éd.), *Risk and sociocultural theory: New directions and perspectives* (pp. 59-85). Cambridge, UK: Cambridge University Press.

Lupton, Deborah. (2000). 'A love/hate relationship': The ideals and experiences of first-time mothers. *Journal of Sociology, 36*(1), 50-63.

Lupton, Deborah. (2012). *Medicine as culture: Illness, disease and the body.* Los Angeles, CA: Sage.

Maher, JaneMaree. (2010). Beyond control?: Resituating childbirth pain in subjectivity. *Outskirts, 22.* http://www.outskirts.arts.uwa.edu.au/volumes/volume-22/maher

Malacrida, Claudia. (2015). Always, already-medicalized: Women's prenatal knowledge and choice in two Canadian contexts. *Current Sociology Monograph, 63*(5), 636-651.

Malysse, Stéphane. (2012). Ce que la beauté fait faire: Sociétés et corps en transformations. Études brésiliennes. Dans Bernard Cadet & Gérard Chasseigne (Éds.), *Quête de beauté, pratiques culturelles et risques* (pp. 195-208). Paris : Publibook.

Mansfield, Becky. (2008). The social nature of natural childbirth. *Social Science and Medicine, 66*(5), 1084-1094.

Marchand, Serge, & Gaumond, Isabelle. (2014). Effets placebo et nocebo dans le traitement de la douleur: Leur présence est inévitable, mais leurs actions sont modulables. *Douleur et Analgésie, 27* (4), 198-202.

Marsal, Pierre. (2002). Vers un nouvel humanisme. *Le courrier de l'environnement de l'INRA, Humanisme, biotechnologie et éthique de la science.* http://www7.inra.fr/dpenv/p-rotili04.htm

Marshall, Harriette, & Woollett, Anne. (2000). Fit to reproduce? The regulative role of pregnancy texts. *Feminism & Psychology, 10*(3), 351-366.

Martin, Emily. (1987). *The woman in the body: A cultural analysis of reproduction.* Boston, MA: Beacon Press.

Martin, Karin A. (2003). Giving birth like a girl. *Gender & Society, 17*(1), 54-72.

McCoyd, Judith L. M. (2009). Discrepant feeling rules and unscripted emotion work: Women coping with termination for fetal anomaly. *American Journal of Orthopsychiatry, 79*(4), 441-451.

McLachlan, Helen, Forster, Della, Davey, Mary-Ann, Farrell, Tanya, Flood, Margaret, Shafiei, Touran, & Waldenström, Ulla. (2015). The effect of primary midwife-led care on women's experience of childbirth: Results from the cosmos randomised controlled trial. *BJOG: An International Journal of Obstetrics & Gynaecology, 23*(3), 465-474.

Melender, Hanna Leena. (2006). What constitutes a good childbirth? A qualitative study of pregnant Finnish women. *Journal of Midwifery & Women's Health, 51*(5), 331-339.

Memmi, Dominique. (2004). Administrer une matière sensible: Conduites raisonnables et pédagogie par corps autour de la naissance et de la mort. Dans Didier Fassin & Dominique Memmi (Éds.), *Cas de figure: Le gouvernement des corps* (pp. 135-154). Paris : Éditions de l'École des Hautes Études en Sciences Sociales.

Mercer, Ramona Thieme. (1995). *Becoming a mother: Research on maternal identity from rubin to the present.* New York, NY: Springer.

Miller, Amy Chasteen, & Shriver, Thomas E. (2012). Women's childbirth preferences and practices in the United States. *Social Science & Medicine, 75* (4), 709-716.

Missonnier, Sylvain. (2009). La grossesse, la parentalité et l'anticipation. Dans Linda Morisseau (Éd.), *Lorsque la parentalité paraît* (pp. 19-35). Paris : Presses universitaires de France.

Moore, Sara B. (2013). *The moral landscape of modern motherhood: Ideology, identity, and the making of mothers* (Thèse de doctorat inédite). Sociology and Anthropology, George Mason University, Fairfax, VA.

Moore, Sara B. (2011). Reclaiming the body, birthing at home: Knowledge, power, and control in childbirth. *Humanity & Society, 35*(4), 376-389.

Morin, Edgar. (1990). Sur l'interdisciplinarité. Dans François Kourilsky (Éd.), Actes du *Colloque du Comité National de la Recherche Scientifique Interdisciplinarité*, (pp. 1-8). Paris : Éditions du CNRS.

Morris, Theresa, & McInerney, Katherine. (2010). Media representations of pregnancy and childbirth: An analysis of reality television programs in the United States. *Birth, 37*(2), 134-140.

Murphy, Margaret Ann. (2011). *Medicalization of birth: The social construction of cesarean section: A qualitative analysis* (Thèse de doctorat inédite). University of Michigan, Ann Arbor, MI.

Namey, Emily E., & Lyerly, Anne Drapkin. (2010). The meaning of 'control' for childbearing women in the US. *Social Science & Medicine, 71* (4), 769-776.

Nash, Meredith. (2015). Indulgence versus restraint: A discussion of embodied eating practices of pregnant Australian women. *Journal of Sociology, 51*(3), 478-491.

Newnham, Elizabeth, McKellar, Lois, & Pincombe, Jan. (2016). A critical literature review of epidural analgesia. *Evidence Based Midwifery, 14*(1), 22-28.

Nishizaka, Aug. (2011). The embodied organization of a real-time fetus: The visible and the invisible in prenatal ultrasound examinations. *Social studies of science, 41*(3), 309-336.

Oakley, Ann. (2016). A small sociology of maternal memory. *The Sociological Review, 64*(3), 533–549.

Odent, Michel. (2001). *L'amour scientifié: Les mécanismes de l'amour.* St-Julien-en-Genevois, Suisse: Éditions Jouvence.

Odent, Michel. (2005). *Césariennes: Questions, effets, enjeux: Alerte face à la banalisation.* Barret-sur-Méouge: Le Souffle d'Or.

Oksenberg Rorty, Amélie. (2007). The vanishing subject. Dans João Guilherme Biehl, Byron Good & Arthur Kleinman (Éds.), *Subjectivity: Ethnographic investigations* (pp. 34-51). Berkeley, CA: University of California Press.

OMS (Organisation mondiale de la santé). (2014). *Rapport de situation 2014 sur la prévention de la violence dans le monde.* Repéré à https://apps.who.int/iris/bitstream/handle/10665/145088/WHO_NMH_NVI_14.2_fre.pdf;jsessionid=C4E5322929B7D9D05CE89F283AF50C28?sequence=1

OMS (Organisation mondiale de la santé). (2016). *Statistiques sanitaires mondiales 2015.* Repéré à http://apps.who.int/iris/bitstream/10665/170250/1/9789240694439_eng.pdf?ua=1&ua=1

Palazzolo, Jérôme, & Arnaud, Julien. (2015). Contrôle perçu et lieu de contrôle: Une approche plurifactorielle. *Annales médico-psychologiques, revue psychiatrique, 173*, 412-418.

Pancer, S Mark, Pratt, Michael, Hunsberger, Bruce, & Gallant, Margo. (2000). Thinking ahead: Complexity of expectations and the transition to parenthood. *Journal of Personality, 68*(2), 253-279.

Paquet, Yvan. (2006). Relation entre locus of control, désir de contrôle et anxiété. *Journal de thérapie comportementale et cognitive, 16* (3), 97-102.

Paradis, Mariève. (2014). Accoucher comme à la guerre. *Planète F Magazine.* Repéré à http://www.planetef.com/dossier/abus-dans-la-salle-daccouchement/accoucher-guerre/

Parent, Marie-Julie. (2015, 1 octobre). Non, je ne veux pas d'enfant, *ICI Radio-Canada Première Médium large.* Repéré à http://ici.radio-canada.ca/emissions/medium_large/2015-2016/chronique.asp?idChronique=384578

Parratt, Jenny. (2002). The impact of childbirth experiences on women's sense of self: A review of the literature. *The Australian Journal of Midwifery, 15*(4), 10-16.

Perkins, Barbara Bridgman. (2004). *The medical delivery business: Health reform, childbirth, and the economic order.* New Brunswick, NJ: Rutgers University Press.

Petersen, Alan, & Wilkinson, Iain. (2008). Health, risk and vulnerability: An introduction. Dans Alan Petersen & Iain Wilkinson (Éds.), *Health, risk and vulnerability* (pp. 1-15). New York, NY: Routledge.

Potter, Joseph E., Hopkins, Kristine, Faúndes, Anibal, & Perpétuo, Ignez. (2008). Women's autonomy and scheduled cesarean sections in Brazil: A cautionary tale. *Birth: Issues in Perinatal Care, 35*(1), 33-40.

Pouta, Anneli, Järvelin, Marjo-Riitta, Hemminki, Elina, Sovio, Ulla, & Hartikainen, Anna-Liisa. (2005). Mothers and daughters: Intergenerational patterns of reproduction. *The European Journal of Public Health, 15*(2), 195-199.

Quéniart, Anne. (1987). *Le façonnement social de la grossesse: Une analyse des diverses dimensions du vécu des femmes* (Thèse de doctorat inédite). Département de sociologie, Université du Québec à Montréal, Montréal, QC.

Quéniart, Anne. (1988). *Le corps paradoxal : Regards de femmes sur la maternité.* Montréal, QC: Éditions Saint-Martin.

Redshaw, Maggie, & Hockley, Christine. (2010). Institutional processes and individual responses: Women's experiences of care in relation to cesarean birth. *Birth, 37*(2), 150-159.

Ricœur, Paul. (2001). *Le juste 2.* Paris : Éditions Esprit.

Rivard, Andrée. (2010). *L'enfantement dans un Québec moderne: Générations, mémoires, histoire* (Thèse de doctorat inédite). Département d'histoire, Université Laval, Québec, QC.

Rivard, Andrée. (2014). *Histoire de l'accouchement dans un Québec moderne.* Montréal, QC: Éditions du remue-ménage

Roberts, Lance W. (2005). *Recent social trends in Canada, 1960-2000.* Montréal, QC: McGill-Queen's University Press.

Roques, Mireille. (2003). Être père aujourd'hui, un rôle qui n'est plus donné par la fonction. *Lien social, 677*, 1-3.

Rossignol, Michel, Boughrassa, Faiza, & Moutquin, Jean-Marie. (2012). *Mesures prometteuses pour diminuer le recours aux interventions obstétricales évitables pour les femmes à faible risque.* Repéré à https://www.inesss.qc.ca/fileadmin/doc/INESSS/Rapports/ObstetriqueGynecologie/ETMIS_2012_Vol8_No14.pdf

Rothman, Barbara Katz. (1977). The social construction of birth. *Journal of Nurse-Midwifery, 22*(2), 9-13.

Rothman, Barbara Katz. (1986). *The tentative pregnancy: Prenatal diagnosis and the future of motherhood.* New York, NY: Viking Penguin.

RSFQ (Regroupement Les sages-femmes du Québec). (1997). *Philosophie de la pratique sage-femme.* Repéré à http://www.rsfq.qc.ca/sage-femme/sage-femme-philosophie.html

RSFQ (Regroupement Les sages-femmes du Québec). (2016). *Liste des maisons de naissance et des services de sages-femmes.* Repéré à https://www.rsfq.qc.ca/page.php?p=13

Sandall, Jane, Soltani, Hora, Gates, Simon, Shennan, Andrew, & Devane, Declan. (2016). Midwife-led continuity models versus other models of care for childbearing women. *Cochrane Database of Systematic Reviews, 9*(CD004667).

Santé Canada (2019). *Ultrasons.* Repéré à https://www.canada.ca/fr/sante-canada/services/securite-et-risque-pour-sante/radiation/medicale/ultrasons.html

Scheper-Hughes, Nancy, & Lock, Margaret M. (1987). The mindful body: A prolegomenon to future work in medical anthropology. *Medical Anthropology Quarterly, 1*(1), 6-41.

Simonds, Wendy, Rothman, Barbara Katz, & Norman, Bari Meltzer. (2007). *Laboring on: Birth in transition in the United States.* New York, NY: Routledge.

Skolbekken, John-Arne. (2008). Unlimited medicalization? Risk and the pathologization of normality. Dans Alan Petersen & Iain Wilkinson (Éds.), *Health, risk and vulnerability* (pp. 16-29). New York, NY: Routledge.

Smeenk, Anke D. J., & Ten Have, Henk A. M. J. (2003). Medicalization and obstetric care: An analysis of developments in Dutch midwifery. *Medicine, Health Care, and Philosophy, 6*(2), 153-165.

Soliday, Elizabeth. (2012). *Childbirth in a technocratic age: The documentation of women's expectations and experiences.* Amherst, NY: Cambria Press.

Soulé, Michel, & Soubieux, Marie-Josée. (2003). Le diagnostic prénatal et la famille. Dans Sylvie Séguret (Éd.), *Le bébé du diagnostic prénatal.* Toulouse: Éditions Érès.

Spong, Catherine Y, Berghella, Vincenzo, Wenstrom, Katharine D, Mercer, Brian M, & Saade, George R. (2012). Preventing the first cesarean delivery: Summary of a joint Eunice Kennedy shriver national institute of child health and human development, society for maternal-fetal medicine, and American college of obstetricians and gynecologists workshop. *Obstetrics & Gynecology, 120*(5), 1181-1193.

St-Amant, Stéphanie. (2013). *Déconstruire l'accouchement: Épistémologie de la naissance, entre expérience féminine, phénomène biologique et praxis technomédicale* (Thèse de doctorat inédite). Sémiologie, Université du Québec à Montréal, Montréal, QC.

Steel, Amie, Adams, Jon, Sibbritt, David, Broom, Alex, Gallois, Cindy, & Frawley, Jane. (2015). Managing the pain of labour: Factors associated with the use of labour pain management for pregnant Australian women. *Health Expectations, 18*(5), 1633-1644.

Stern, Dana. (1997). Maternal confidence for labor and the use of epidural anesthesia. *International Journal of Childbirth Education, 1*(12), 34-38.

Taubman-Ben-Ari, Orit, Shlomo, Shirley Ben, Sivan, Eyal, & Dolizki, Mordechay. (2009). The transition to motherhood-a time for growth. *Journal of Social and Clinical Psychology, 28*(8), 943.

Thompson, Gill. (2010). Psychology and labour experience: Birth as a peak experience. Dans Denis Walsh & Soo Downe (Éds.), *Essential midwifery practice: Intrapartum care* (pp. 191-211). Oxford, UK: Wiley-Blackwell.

Thornton, Arland, Alwin, Duane F, & Camburn, Donald. (1983). Causes and consequences of sex-role attitudes and attitude change. *American Sociological Review, 48*(2), 211-227.

Tisseron, Serge. (2008). La résilience, à quel prix? *Médecine des maladies métaboliques, 2* (5), 524-527.

Tully, Kristin P, & BALL, Helen L. (2013). Misrecognition of need: Women's experiences of and explanations for undergoing cesarean delivery. *Social Science & Medicine, 85*, 103-111.

Vadeboncoeur, Hélène. (2016). *La violence obstétricale.* Repéré à http://www.helenevadeboncoeur.com/index.php/fr/la-violence-obstetricale

Van Teijlingen, Edwin. (2005). A critical analysis of the medical model as used in the study of pregnancy and childbirth. *Sociological Research Online, 10*(2). http://www.socresonline.org.uk/10/2/teijlingen.html

Viaux-Savelon, Sylvie. (2013). La parentalité échographique. *Dialogue, 1S*, 19-31.

Waggoner, Miranda R. (2013). Motherhood preconceived: The emergence of the preconception health and health care initiative. *Journal of health politics, policy and law, 38*(2), 345-371.

Wagner, Marsden. (2001). Fish can't see water: The need to humanize birth. *International Journal of Gynecology & Obstetrics, 75*, S25-S37.

West, Jennifer Ellis. (2011). Technology knows best: The cultural work of hospital birth in 21st century film. *Literature and Medicine, 29*(1), 104-126.

White, Joanna, & Schouten, Maria Johanna. (2014, 28 février 2013). Normal birth as a cultural phenomenon. Dans Joanna White & Maria Johanna Schouten (Éds.), Actes du *séminaire Normal Birth: experiences from Portugal and beyond*, (pp. 13-20). Lisbon, Portugal.

Williams, Clare, Sandall, Jane, Lewnado-Hundt, Gillian, Heyman, Bob, Spencer, Kevin, & Grellier, Rachel. (2005). Women as moral pioneers? Experiences of first trimester antenatal screening. *Social Science & Medicine, 61*(9), 1983-1992.

Young, Diony. (2009). What is normal childbirth and do we need more statements about it? *Birth* (36), 1-3.

Zadoronznyj, Maria. (1999). Social class, social selves and social control in childbirth. *Sociology of Health & Illness, 21*(3), 267-289.

Zinn, Jens O. (2008). Introduction: The contribution of sociology to the discourse on risk and uncertainty. Social theories of risk and uncertainty: An introduction, 1-17.

Annexe : Caractéristiques sociodémographiques et descripteurs

Nom	Âge	Emploi*	Choix d'approche ** (T1 et T2)	Professionnel suivi grossesse ***	Accouchement vécu****
Annie	31	Prof.	nat	Omni	ces
Ariane	36	Prof.	nat	SF	ces
Bianca	29	Prof.	nat	Gyn	nat-i
Camille	32	Serv.	nat	SF	nat
Chloé	33	Serv.	nat	SF	nat
Daphnée	30	Serv.	ind	Gyn	ces
Élise	30	Serv.	ind/ nat	Omni	ces
Florence	25	Serv.	med	Gyn	med
Gabrielle	32	Prof.	med / nat	Gyn	nat
Héloïse	34	Prof.	nat	SF	med
Isa	27	Serv.	ind / nat	Gyn	med
Jessica	29	Prof.	nat	SF	nat
Karina	32	Prof.	nat	Gyn	nat-i
Laurence	24	Prof.	nat	SF	nat
Miranda	39	Prof.	nat	Gyn / SF	nat
Mylène	26	Prof.	nat	SF	nat
Nadine	41	Prof.	nat	SF	ces
Odile	40	Prof.	nat	Gyn	med
Pascale	36	Prof.	ind / nat	Omni	nat
Roselyne	29	Prof.	ind	Gyn	ces
Sarah	27	Prof.	nat	SF	nat
Tania	29	Serv.	nat	SF	ces
Valérie	27	Prof.	nat	Omni	med
Wendy	28	Serv.	med	Gyn	med
Yasmine	28	Prof.	ind	Gyn	nat-i

* **Prof. : professionnelle** : exerce comme professionnelle dans le secteur de la santé, de l'administration, de l'éducation ou étudiante aux cycles supérieurs.

Serv. : occupe un emploi dans le secteur des services ou en soutien dans un autre secteur

** approche privilégiée au Temps 1 pour accouchement et ajout si changement au Temps 2
nat = naturelle

med = médicale

ind = indécise

*** sf = sage-femme
omni = omnipraticien
gyn = gynécologue-obstétricien

**** naturel (sans anesthésie et sans interventions)
nat-i = naturel (sans anesthésie, mais avec des interventions médicales : ex. déclenchement, régularisation du travail, etc.)
med = médicalisé (anesthésie péridurale et autres interventions)
Ces =césarienne

Table des matières

Structures éditoriales du groupe L'Harmattan

L'Harmattan Italie
Via degli Artisti, 15
10124 Torino
harmattan.italia@gmail.com

L'Harmattan Hongrie
Kossuth l. u. 14-16.
1053 Budapest
harmattan@harmattan.hu

L'Harmattan Sénégal
10 VDN en face Mermoz
BP 45034 Dakar-Fann
senharmattan@gmail.com

L'Harmattan Cameroun
TSINGA/FECAFOOT
BP 11486 Yaoundé
inkoukam@gmail.com

L'Harmattan Burkina Faso
Achille Somé – tengnule@hotmail.fr

L'Harmattan Guinée
Almamya, rue KA 028 OKB Agency
BP 3470 Conakry
harmattanguinee@yahoo.fr

L'Harmattan RDC
185, avenue Nyangwe
Commune de Lingwala – Kinshasa
matangilamusadila@yahoo.fr

L'Harmattan Congo
219, avenue Nelson Mandela
BP 2874 Brazzaville
harmattan.congo@yahoo.fr

L'Harmattan Mali
ACI 2000 - Immeuble Mgr Jean Marie Cisse
Bureau 10
BP 145 Bamako-Mali
mali@harmattan.fr

L'Harmattan Togo
Djidjole – Lomé
Maison Amela
face EPP BATOME
ddamela@aol.com

L'Harmattan Côte d'Ivoire
Résidence Karl – Cité des Arts
Abidjan-Cocody
03 BP 1588 Abidjan
espace_harmattan.ci@hotmail.fr

Nos librairies en France

Librairie internationale
16, rue des Écoles
75005 Paris
librairie.internationale@harmattan.fr
01 40 46 79 11
www.librairieharmattan.com

Librairie des savoirs
21, rue des Écoles
75005 Paris
librairie.sh@harmattan.fr
01 46 34 13 71
www.librairieharmattansh.com

Librairie Le Lucernaire
53, rue Notre-Dame-des-Champs
75006 Paris
librairie@lucernaire.fr
01 42 22 67 13

www.ingramcontent.com/pod-product-compliance
Lightning Source LLC
LaVergne TN
LVHW011005061026
849535LV00006B/1724